AF318602

GUÉRISON

DE LA

TUBERCULOSE

PAR

LE DR COSTE DE LAGRAVE

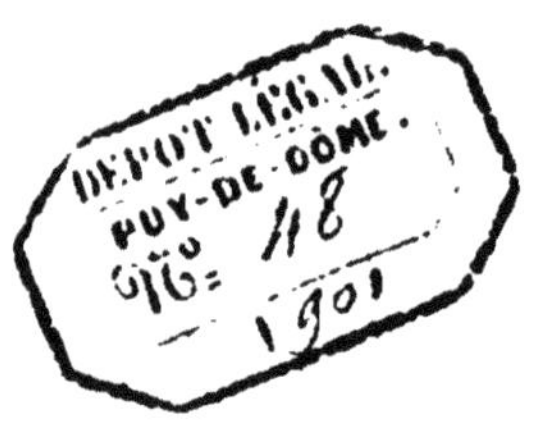

PARIS

A. MALOINE, ÉDITEUR

23-25, Rue de l'École-de-Médecine, 23-25

1901

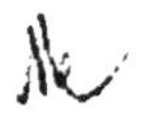

GUÉRISON

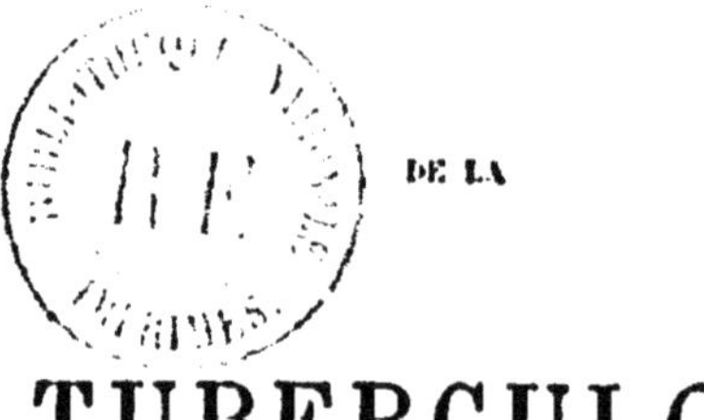

TUBERCULOSE

GUÉRISON

DE LA

TUBERCULOSE

PAR

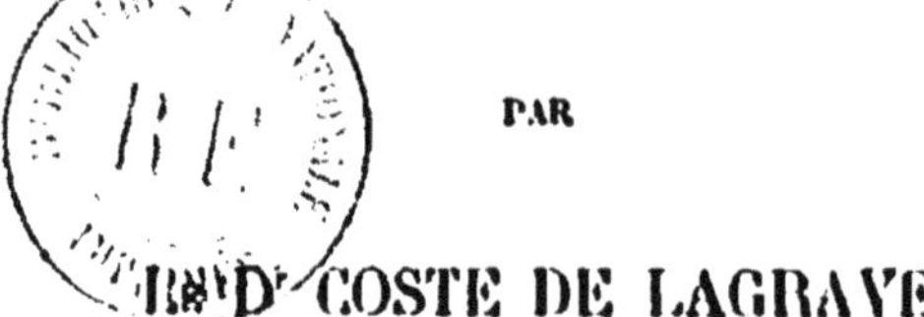

R. D. COSTE DE LAGRAVE

PARIS

A. MALOINE, Éditeur

23-25, Rue de l'École-de-Médecine, 23-25

1901

A MON PÈRE

Je dédie ce livre à mon Père qui m'a toujours donné l'exemple du devoir, de l'honneur et du dévouement.

Du devoir accompli grâce à une volonté persistante, et par amour du bien, du juste et du vrai.

De l'honneur basé sur une probité et une droiture inflexibles.

Du dévouement dû à une abnégation admirable et à une inépuisable bonté.

S'il est quelque chose de bien dans ce livre, c'est à mon Père que nous le devons.

Février 1898.

PREMIÈRE PARTIE

DISCOURS AU TUBERCULEUX.

GUÉRISON DE LA TUBERCULOSE

CHAPITRE I.

—

DISCOURS AU TUBERCULEUX.

I. Enoncé de la maladie. — II. Gravité relative. — III. Guérison certaine. — IV. Nécessité du traitement. — V. Du traitement. — VI. De l'effort à faire. — VII. Aide du malade. — VIII Obéissance du malade. — IX. Du choix du médecin. — X. Du nombre de visites. — XI. Du choix du pharmacien. — XII. Du choix de l'infirmier. — XIII. Des ressources.

I. — ÉNONCÉ DE LA MALADIE.

Quand un tuberculeux vient me trouver, je lui tiens le langage suivant dans la série de mes entretiens :

Vous êtes atteint de tuberculose pulmonaire.

C'est une maladie qui fait mourir si elle n'est pas soignée.

C'est une maladie qui guérit facilement si elle est bien soignée.

C'est une une affection que l'on appelle aussi bronchite chronique, bronchite tuberculeuse, phtisie pulmonaire, etc.

Cette maladie est occasionnée par un germe infiniment petit, par un microbe, le *bacille de la tuberculose*. Ce bacille se loge dans divers organes, de préférence dans les poumons. Il se reproduit et envahit de proche en proche les tissus vivants.

La tuberculose non soignée entraine la mort.

La tuberculose bien soignée peut guérir.

La tuberculose bien soignée permet une longue existence.

Certains malades ne veulent pas entendre parler de tuberculose, ils ne veulent pas être tuberculeux, ils ne pardonnent pas au médecin qui leur découvre cette maladie. Ces malades regrettent d'être allés chez le médecin qui les a déclarés tuberculeux.

Certaines personnes pensent que le médecin ne doit pas prévenir le malade de la gravité de son état.

D'après elles, il ne faut pas apprendre au malade qu'il est en danger de mort, parce que ce malade terrifié, tremblant de peur, est paralysé dans ses moyens de défense.

Je ne suis pas de leur avis.

Quand il est question de vie ou de mort, il faut appeler les choses par leur nom. C'est pour cela que je dis :

Si vous ne vous soignez pas, vous mourrez.

Si vous vous soignez, vous vivrez.

Vous êtes forcé de choisir entre la vie ou la mort. Il faut prendre l'une ou l'autre.

Il faut guérir ou mourir.

Il vaut mieux vous prévenir du danger qui vous menace. Cet effroi de la mort, l'hérédité vous l'a transmise pour conserver votre individu. C'est cet effroi de la mort qui sauve le tuberculeux, en lui donnant le courage et la volonté nécessaires pour vivre.

Le tuberculeux qui n'a pas peur joue avec la mort et souvent se laisse surprendre par elle.

Le tuberculeux qui a peur, guérit.

II. — GRAVITÉ RELATIVE.

Il ne faut pas vous effrayer de cette maladie plus qu'il ne convient. Il ne faut pas, non plus, avoir une sécurité qui serait dangereuse.

Pour vous rassurer, je dirai que cette maladie marche très lentement. Elle est quelquefois très légère. Un grand nombre de personnes portent en elles les germes de ce mal pendant plusieurs années, sans éprouver le besoin de se soigner. Ce sont des tuberculoses torpides.

J'ai vu des malades porteurs de cette forme de tuberculose depuis plus de cinq ans, ne venir qu'au bout de cette période demander des conseils médicaux.

J'ai vu des malades portant les traces indiscutables de la tuberculose aux sommets des poumons sans en être incommodés. Ils venaient me voir pour une autre affection, pour une dyspepsie ou pour un embarras gastrique.

Certaines tuberculoses peuvent guérir spontanément.

Le fait a été constaté de nombreuses fois en examinant les poumons chez des vieillards, après leur mort. On a trouvé les traces de la maladie ancienne, on a constaté la guérison certaine de la tuberculose. Les lésions s'étaient cicatrisées et les tubercules s'étaient incrustés de sels calcaires.

Pour vous faire comprendre la gravité de la maladie, j'ajouterai qu'il ne faut pas compter sur la guérison spontanée. Cette maladie non soignée marche toujours de l'avant; elle a une marche fatale.

Dans le plus grand nombre des cas, la maladie, au lieu de s'arrêter et de rester stationnaire, s'aggrave de jour en jour.

Quoique cette maladie progresse très lentement, à certains moment, elle présente des poussées aiguës, pendant lesquelles la marche est plus rapide.

Si elle n'est pas soignée, cette maladie suit sa marche ordinaire, suit son chemin habituel, tracé par des millions et des millions de malades.

Cette maladie non soignée finit par emporter le malade dans une période moyenne de deux à trois années.

C'est donc une maladie grave, sérieuse, puisqu'elle se termine par la mort; mais c'est une maladie bien complaisante puisqu'elle laisse au malade un long temps pour la lutte.

Pendant cette longue période, le malade peut se renseigner sur la puissance de son mal, sur la nécessité de lutter contre lui, sur les moyens de livrer bataille avec succès, c'est-à-dire sur le meilleur traitement à suivre.

Pendant cette longue période, le malade peut mettre en œuvre les moyens qui lui donneront la guérison certaine.

III. — GUÉRISON CERTAINE.

La tuberculose est facile à guérir. Elle guérit d'une façon certaine. Je ne fais que redire la proposition après les plus grandes autorités de tous les pays.

On rencontre cependant beaucoup de médecins qui se déclarent désarmés devant cette maladie. Ils annoncent à la famille que le malade est perdu, que tous les efforts sont vains, que nul traitement ne le sauvera.

J'étais encore de ce nombre il y quelques années, mais les résultats que j'ai obtenus ont changé ma manière de voir et ont établi ma conviction actuelle.

« *La guérison de la tuberculose est certaine.* »

« *La guérison de la tuberculose est facile.* »

La meilleure preuve que la tuberculose peut guérir c'est que, parfois, elle guérit spontanément, toute seule, sans soins.

C'est que dans l'organisme, naturellement, sans préméditation, il s'est passé un changement inaperçu. C'est que les règles de l'hygiène ont été mieux observées, c'est que le terrain qui reçoit la graine tuberculeuse n'est plus apte à la faire germer et prospérer.

Quoique la tuberculose puisse guérir spontanément, les faits, l'observation et l'expérience démontrent qu'il ne faut pas compter sur la guérison spontanée, et que, livrée à elle-même, la maladie se termine fatalement par la mort.

C'est même pour cette raison que l'on trouve encore répandue dans la masse du public cette erreur, que la tuberculose ne peut pas guérir; et lorsqu'un médecin affirme que la tuberculose guérit, une foule de gens s'élève contre lui et lui prête des mobiles d'humanité ou d'intérêt, pour émettre cette proposition.

Quand j'affirme que la tuberculose guérit, plusieurs personnes croient que je ne veux effrayer ni le malade, ni son entourage ; elles pensent que je veux donner des consolations à la famille et atténuer le chagrin d'une mort prochaine.

Elles se trompent.

J'affirme que la tuberculose guérit dans le but de proclamer la vérité.

Un grand nombre de médecins, presque tous, croient que la tuberculose ne peut pas guérir. Plus de cent médications ont été proposées. Ils ont essayé successivement les médicaments réputés merveilleux et les ont abandonnés successivement, après avoir reconnu qu'ils étaient inutiles, sinon nuisibles.

Ce sont les médications inutiles, quelquefois nuisibles, qui obscurcissent le traitement.

Les ayant éliminées les unes après les autres, je n'ai conservé que les procédés qui sont excellents, dont l'effet salutaire est indiscutable, et autant que possible ceux dont l'usage n'a été critiqué par personne.

Par ces procédés adoptés, la guérison est sûre, certaine, facile.

Le médecin qui sait s'en servir et qui les met en pratique pourra dire et devra dire :

Je ne perds aucun tuberculeux.

Aucun de mes tuberculeux ne meurt.

Tous les malades qui suivent exactement mon traitement guérissent.

Et d'après les guérisons obtenues et que je puis produire, je puis vous assurer que je vous guérirai, vous, tuberculeux, d'une façon certaine et complète.

IV. — NÉCESSITÉ DU TRAITEMENT.

La tuberculose guérit quelquefois spontanément, mais il serait coupable de compter sur la guérison spontanée, et de ne rien faire.

La tuberculose qui n'est pas soignée entraine la mort.

La tuberculose mal soignée, incomplètement soignée, à demi soignée, ne guérit pas, et finit par entrainer la mort.

Tandis que la tuberculose bien soignée guérit d'une façon certaine, et sans nulle exception.

La tuberculose, parce qu'elle n'est pas soignée, fait mourir en France, chaque année, plus de cent mille personnes.

En France, chaque année, une grande ville disparait, emportée par la tuberculose. Ce sont des enfants et des vieillards, des hommes et des femmes, des riches et des pauvres.

Ce fléau, la tuberculose, fait plus de victimes que l'incendie, que l'inondation et que la guerre.

En Europe, chaque année, un million de personnes meurent de tuberculose.

La guerre la plus terrible fait moins de victimes.

1· Pour certains malades, la mort arrive rapidement, en quelques jours. Ces cas sont l'exception, ce sont des cas de *granulie aiguë*.

2· Le plus souvent, la tuberculose non soignée, ou mal soignée, fait mourir dans une période moyenne de deux années à trois années.

Ces malades meurent épuisés par les pertes continuelles de l'organisme.

Tant que l'organisme peut fournir à la dépense occasionnée par la maladie, la vie persiste et la guérison est possible. Cette dépense c'est surtout l'expectoration qui en est la mesure matérielle et visible. Tant que cette dépense est modérée, le malade peut en faire les frais. Mais quand toutes les ressources sont usées, quand les réserves ont disparu, la mort arrive.

3° Certains malades peuvent être atteints de tuberculose pendant plusieurs années sans en souffrir et sans la soigner, ces cas sont également l'exception.

V. — DU TRAITEMENT.

Le traitement conseillé ne doit pas être un secret, et ne doit pas comporter de remèdes cachés.

Brièvement, le traitement consiste à prendre tous les jours de la créosote, du tannin, de l'huile de foie de morue, des phosphates solubles.

Tous les trois ou quatre jours application de raies de feu.

Sur indication spéciale du médecin, ergotinine.

Tel est le traitement nécessaire indispensable et suffisant pour guérir la tuberculose.

Toutes les tuberculoses guérissent par ces seuls moyens.

Cependant chez certains malades qui ne mangent pas bien il faut soigner l'alimentation. Dans ce but, on peut donner le bicarbonate de soude, le strychnine, le quassia, l'arsenic. On peut donner la quinine contre la fièvre, la morphine contre la susceptibilité nerveuse, les purgatifs contre la constipation.

De la sorte on a l'ensemble des moyens capables de guérir tous les cas de tuberculose, sans nulle exception.

Une bonne hygiène est la condition indispensable pour obtenir la guérison.

Sans une bonne hygiène il n'est pas de guérison assurée même avec le meilleur traitement.

VI. — DE L'EFFORT A FAIRE.

La tuberculose non soignée entraîne la mort.

L'effort à faire a pour but de conserver la vie du malade.

C'est la vie du malade qui est en jeu.

C'est la vie du malade qui est à défendre.

C'est la vie du malade qui est le prix de la victoire.

L'enjeu vaut la peine de faire l'effort complet, d'autant plus qu'il est suivi d'un succès certain.

L'effort doit être complet. On ne doit pas faire la moitié de ce qu'il faut faire. Il faut donner tout l'effort possible. Personne ne peut affirmer que la moitié de l'effort suffit.

Les malades que l'ennui du traitement sollicite ou que le nombre des agents employés rebute, les malades qui ne veulent prendre du traitement qu'une partie, courent les chances de mourir, quelques-uns meurent.

L'effort fait à moitié est trop souvent suivi de désillusion.

Il faut faire tout l'effort possible. Il faut attaquer le mal de toutes les façons que l'on sait efficaces. Il faut mettre en marche contre lui tous les agents qui peuvent contribuer à le surmonter. C'est à force de persévérance qu'on arrive à la guérison, au succès, à la victoire.

L'effort envisage :

1° Les agents mis en œuvre pour la lutte ;

2° La durée de la lutte.

1° Agents mis en œuvre pour la lutte.

Chaque moyen ou agent mis en action pour guérir la tuberculose, s'il est isolé, est impuissant.

L'HYGIÈNE à elle seule peut guérir certaines tuberculoses, et cependant combien sont morts qui observaient une hygiène parfaite. Le bon air, le grand air guérit certaines tuberculoses; il est indispensable pour obtenir cette guérison, mais, à lui seul, il laisse mourir beaucoup de malades.

Il n'y a pas de médicament qui à lui seul guérisse d'une façon certaine la tuberculose.

L'HUILE DE FOIE DE MORUE, à elle seule, guérit certains cas de tuberculose, elle ne les guérit pas tous, et dans bien des cas, elle ne peut être supportée.

La CRÉOSOTE à elle seule guérit certains cas de tuberculose, elle ne les guérit pas tous. Elle améliore considérablement le plus grand nombre des cas. Quand elle est supportée, elle donne une amélioration dont il serait coupable de se priver. Si dans de rares exceptions cette amélioration suffit pour amener la guérison définitive, dans l'immense majorité des cas, la créosote seule ne peut maintenir la guérison.

Le TANNIN est excellent et guérit certains cas de tuberculose, mais le tannin met plusieurs mois à modifier la tuberculose pulmonaire. Dans les cas pressés, le tannin est impuissant. Dans un grand nombre de cas le tannin est insuffisant, et son emploi seul laisse mourir plusieurs malades. Le tannin agit à la longue, quand le malade peut attendre.

Les PHOSPHATES sont très bons, mais agissent encore plus lentement.

La RÉVULSION à elle seule est insuffisante.

Il est vrai qu'elle peut guérir à elle seule certains cas de tuberculose. Certains médecins disent avoir prolongé de dix années l'existence de tuberculeux au moyen des seules pointes de feu. Cependant personne n'oserait soutenir que les pointes de feu suffisent pour guérir la tuberculose.

Il faut que tous ces moyens soient associés.

Associés, ils obtiennent la guérison certaine.

2° L'effort envisage la durée de la lutte.

Il faut faire tout l'effort possible quant à la durée du traitement.

Personne ne peut dire encore quand l'effort doit s'arrêter.

Il faut faire l'effort quand la guérison paraît établie. Il faut craindre toujours la rechute. Il faut faire comme si le malade portait toujours en lui le germe de ce mal, car il conserve longtemps ce germe. Le fait est malheureusement trop certain.

Pour n'avoir pas agi ainsi, j'ai vu des malheureux se croyant guéris, être pris, six mois après, d'une rechute qui les amenait aux portes du tombeau.

Le tuberculeux doit se dire qu'il conserve quelque part, dans ses poumons ou ailleurs, un germe qui n'attend que l'occasion favorable pour se multiplier et envahir l'organisme.

Le traitement bien conduit tient ce germe dans l'inaction, dans l'impuissance ; mais si tout effort est abandonné, les mêmes conditions favorisent de nouveau la multiplication des germes et de nouvelles poussées de la maladie.

Il est bien évident que l'effort doit être proportionné à la puissance du mal.

Ce qui est important, c'est que l'effort doit être fait, et prolongé, même quand les apparences de la guérison existent.

La lutte doit être continuée même quand la maladie ne se traduit par aucun signe matériel ou perceptible.

VII. — AIDE DU MALADE.

Pour guérir la tuberculose, j'ai besoin de l'aide et de l'obéissance du malade.

1° Aide du malade.

J'ai besoin de savoir ce que vous ressentez, comment vous souffrez.

J'ai besoin de savoir comment vous supportez les médicaments.

J'ai besoin de savoir comment vous vivez, comment vous mangez.

Je dois veiller à tous les détails de votre existence, redresser ce qui est défectueux.

J'ai besoin que vous me traitiez en ami, en confident. Et je suis réellement votre ami, vous m'avez confié votre vie, c'est votre vie que je défends. C'est votre santé, le bien le plus précieux que je vais vous rendre.

Nous sommes deux pour vous soigner : vous et moi. C'est vous qui avez la part la plus importante dans votre guérison. C'est vous qui faites, qui agissez ; pour moi je ne fais que conseiller.

Quand vous ne supporterez pas bien un médicament, dites-le moi sans arrière-pensée, ne me le cachez pas pour m'éviter une peine, surtout ne m'accusez pas de vous avoir donné un médicament nuisible.

Pensez que mille fois le médicament a servi avant de vous servir.

Mais le traitement est délicat ; il faut faire accepter des médicaments quelquefois difficiles à prendre et à supporter.

Je vais vous donner de la créosote, du tannin, de l'huile de foie de morue. Ces médicaments sont bien supportés par mille malades. Quelquefois cependant ils déterminent des phénomènes d'intolérance, ils sont mal supportés. Il ne faut pas en conclure que le médicament est mauvais, il faut penser que le traitement n'est pas toujours facile à faire accepter.

Si la créosote vous fait mal, il faut penser que la créosote a fait du bien à des milliers de malades, qu'il est regrettable de ne pas profiter des bons effets de la créosote et exposer le fait immédiatement au médecin, sans attendre huit jours. Si nous ne réussissons pas d'une façon, nous réussirons d'une autre.

Si le tannin n'est pas bien supporté, il faut penser que des milliers de malades s'en sont très bien trouvés, et nous chercherons le moyen de vous le faire supporter.

Si l'huile de foie de morue est difficile à prendre, il faut penser qu'à elle seule elle a guéri des tuberculeux, que des milliers de malades l'ont bue par verres, et nous arriverons à trouver un moyen de la faire prendre.

Le traitement n'est pas toujours commode. Il faut me soumettre les petites difficultés qu'il présente, je suis habitué à les constater chez beaucoup de malades. L'expérience m'a appris à surmonter très facilement tous les petits ennuis du traitement.

VIII. — OBÉISSANCE DU MALADE.

J'ai besoin de l'obéissance du malade.

J'ai besoin de son obéissance aveugle.

Cela paraît bizarre à demander. Peu de malades obéissent

aveuglément. Mais ceux qui obéissent aveuglément, sont récompensés par une guérison rapide, par une résurrection qui les ramène de très loin, j'en ai des exemples.

Un grand nombre de malades discutent le traitement, ou l'hygiène, ou les détails du vêtement, de l'alimentation, de l'habitation, etc. Ces discussions aboutissent à une perte de temps.

La guérison est la preuve que le traitement est bon.

Un grand nombre de malades, allant mieux, ne voient plus le médecin. Ils ne retournent au médecin que lorsque la rechute se produit, lorsque la rechute les force à recourir aux soins éclairés du médecin, alors que cette rechute les tient depuis deux mois. Ceux-là ne guérissent pas, j'en ai l'expérience.

Un grand nombre de malades pensent être aussi instruits que le médecin, en ce qui concerne leur maladie et son traitement. Ils choisissent dans le traitement ce qui leur fait plaisir. Ils croient juger quand il faut prendre la créosote, le tannin, l'huile de foie de morue. Ils acceptent aussi facilement le conseil du voisin. Ils sont insensés. Ils ne voient pas qu'il faut une étude longue, une expérience de vingt années, une vie passée auprès de plusieurs milliers de malades, pour apprendre comment réagit l'organisme. Ils ne voient pas combien de médecins, par honnêteté et conscience écartent ces malades de leur clientèle.

L'apparence de la science rend présomptueux. Ces malades, sans avoir fait d'études spéciales, se croient plus forts que ces médecins honnêtes et consciencieux. Ces malades se croient plus forts que le spécialiste qui s'est tracé une ligne de conduite à force d'étude, d'expérience et d'observation.

Ces malades meurent.

IX. — DU CHOIX DU MÉDECIN.

Vous devez prendre un médecin qui guérisse la tuberculose, et qui le prouve en montrant à d'autres médecins des malades guéris.

Le médecin auquel vous vous confiez doit être honnête, consciencieux et charitable.

Si vous êtes pauvre, il vous soignera pour rien, par amour du bien.

Votre guérison sera sa plus grande récompense.

Votre vie conservée sera sa plus grande joie.

Vous devez vous entourer de garanties pour le choix d'un médecin.

Vous ne devez pas croire à toutes les réclames qui vous promettent monts et merveilles. On trouve quelquefois ces réclames présentées avec un art si parfait qu'il est difficile de les distinguer des articles purement scientifiques paraissant dans le même journal.

Vous devez vous défier des rabatteurs qui sont éloquents, pour amener les malades à un homéopathe expert seulement en l'art de battre la grosse caisse.

Que dire de certains malades qui préfèrent les conseils du pharmacien à ceux du médecin. Ils vont consulter le pharmacien qu'ils appellent docteur et se déclarent enchantés de la consultation qui ne coûte rien.

Le sort de ces malades est triste.

Certains malades vont voir dix médecins différents, ils les consultent les uns après les autres, et à l'insu l'un de l'autre.

Ce n'est pas un tort de s'entourer de précautions et d'aller prendre l'avis de dix médecins. Le tort réside dans le fait d'aller voir dix médecins pour tâcher de constater un désaccord et une contradiction entre eux. Comme chacun de ces dix médecins ne guérit pas le malade en 15 jours, la conclusion du malade est que le médecin n'entend rien à sa maladie.

Plaignons le malade.

Le tort c'est de ne pas prendre une ligne de conduite judicieuse et raisonnable. Le tort est d'aller en aveugle frapper à toutes les portes sans savoir quelle est la bonne.

La bonne conduite dans ce cas est de demander avis à son

médecin et de lui demander quels sont les maîtres ou les confrères auxquels il peut se confier.

D'autres malades ne veulent voir qu'un médecin. Ils ont leur médecin attitré, le vieux médecin de la famille. Ils ne voudraient pas lui faire de la peine en allant voir un autre confrère. Ils ne voudraient pas lui faire l'injure de proposer la consultation d'un autre docteur. Ils n'oseraient pas commettre la grossièreté de le soupçonner d'ignorance, ou seulement de faiblesse et de lacune dans ses connaissances médicales. Le vieux médecin de la famille doit tout connaître, il doit tout savoir, il doit soigner toutes les maladies et les guérir. Les malades acceptent comme réel tout ce qui vient de l'oracle.

En ce qui concerne le médecin, voici ce qui arrive.

Le médecin qui soigne un tuberculeux ne veut pas le céder à un confrère. Ce serait signe d'impuissance de sa part, et matière à discrédit.

Ou bien il continue les soins parce que l'intérêt matériel l'exige, parce que l'argent qui est le prix du service rendu lui est nécessaire.

Il donne les soins en disant qu'il ne peut refuser de soulager un malade, même sans espoir de guérison. Il est aussi savant qu'un autre. Et s'il ne rendait pas ce service un autre le rendrait. Le médecin conserve le malade et emploie toute sa rhétorique à le conserver. Car un malade qui abandonne son médecin est un mauvais exemple.

Cette rhétorique consiste à développer le canevas suivant :

Vous avez une petite bronchite, mais ce n'est pas grave, elle n'est pas inquiétante, elle permet l'existence très facilement.

Il y a beaucoup de malades qui ont des bronchites chroniques depuis vingt ou trente ans. La preuve que ce n'est pas grave c'est que vous mangez bien, vous dormez bien, vous marchez, vous prenez des distractions, vous vous amusez. Si parfois il y a de petites recrudescences, elles ne sont pas longues. Vous en êtes quitte pour vous surveiller l'hiver, votre bronchite dure tout l'hiver, mais la toux se calme très facilement, et à la bonne saison, la maladie disparaît. Du reste, dès que vous vous soignez vous allez mieux (ce qui est vrai).

Cela dure deux ou trois ans.

Quand le médecin est ennuyé par son malade, ou qu'il prévoit la terminaison fatale, il conseille la campagne, le grand air qui a une réputation si merveilleuse et qui ne coûte pas cher, et il se débarrasse ainsi pour toujours de son malade.

Les médecins consciencieux soignent leurs malades sous la direction d'un spécialiste, ou bien ils confient ces malades au spécialiste. Ils peuvent les envoyer aux stations établies pour eux, dans les climats favorables. Ils adressent les tuberculeux au médecin compétent qui peut les guérir.

X. — DU NOMBRE DE VISITES.

Le tuberculeux est un malade permanent. Même quand il se porte bien, s'il sort, s'il se livre à ses occupations, s'il mange, s'il se distrait, s'il s'amuse, il est toujours un malade qui a besoin d'être surveillé par le médecin.

Si la surveillance exercée par le médecin est continue elle est excellente, c'est la meilleure. C'est cette surveillance constante, faite par le médecin qui est obtenue dans les sanatoriums.

Mais tous les malades ne sont pas privilégiés et ne peuvent entrer dans un sanatorium. Un grand nombre de tuberculeux sont obligés de se soigner à la chambre, chez eux, à leur domicile.

Pour ces malades la surveillance doit être plus ou moins sévère, suivant la gravité de la maladie.

Etat grave demande une surveillance de tous les jours.

Etat moyen demande une surveillance de tous les trois ou quatre jours.

Etat satisfaisant demande une surveillance de tous les huit ou quinze jours.

1° ETAT GRAVE. — Quand le malade va mal, quand il subit une poussée aiguë, s'il est alité, il doit être surveillé attentivement et doit voir le médecin tous les jours, matin et soir.

2° ETAT MOYEN. — Quand le malade est dans une bonne période de traitement, mais toujours en puissance de maladie, il doit voir le médecin tous les trois ou quatre jours.

L'expectoration, la quantité de crachats donne un critérium de la maladie.

Tant que le malade crache beaucoup il doit être vu deux ou trois fois par semaine.

Si le malade crache peu, un dé à coudre, il doit être vu deux fois ou une fois par semaine.

3° ETAT SATISFAISANT. — Quand le malade va très bien, qu'il ne crache plus, dans certaines formes torpides à marche très lente, dans la bonne saison, où il n'y a pas de rechutes à craindre, le malade peut être vu tous les quinze jours, ou tous les mois seulement.

C'est l'expérience qui apprend que le tuberculeux doit être surveillé.

Le malade en puissance de maladie, et qui n'est vu que tous les mois par le médecin, peut avoir subi une rechute ou une poussée aiguë qui date elle aussi d'un mois, quelquefois de quinze jours seulement.

C'est donc du temps perdu pour le traitement, la guérison définitive est retardée d'autant plus.

Le mal ayant eu le temps de grandir est plus long et plus difficile à disparaître ; les forces du malade sont diminuées dans une grande mesure.

Au contraire, la rechute prise dans les quatre jours qui suivent est arrêtée, maintenue, combattue.

Abandonner le malade sans surveillance pendant un mois est une imprudence parfois préjudiciable à la guérison future.

De plus, chez le malade en puissance de maladie, les raies de feu doivent être appliquées tous les quatre jours ou tous les huit jours, elles sont appliquées par la main du médecin, elles ne peuvent se remplacer par autre chose.

A d'autres points de vue la surveillance tous les huit jours est avantageuse, le traitement est mieux dirigé, le médecin connaît mieux son malade et le détail de sa maladie, il lutte avec plus de chances.

État très satisfaisant. — Guérison apparente. — Le tuberculeux doit être surveillé même quand il va très bien, même quand il se croit guéri, car trop souvent la guérison n'est qu'apparente.

On voit des exemples de tuberculeux restant six mois sans être vus du médecin, après un traitement qui les a soulagés complètement au point de croire à la guérison, et au bout de six mois être pris d'une poussée persistante qui met leurs jours en danger pendant tout l'hiver.

Autrefois j'étais moins sévère. Je laissais le malade libre de venir me voir quand il le jugeait utile. S'il allait bien, s'il crachait un dé à coudre, je ne demandais pas à le voir. De la sorte j'ai constaté souvent des rechutes datant d'un mois et plus. Quelquefois je perdais de vue un malade pendant six mois de la bonne saison, et je le revoyais amené par la maladie, en mauvais état, tout était à recommencer.

C'est à force de remarques, que mon éducation s'est faite.

Le malade ne peut juger de son état, il ne sait pas s'il va bien ou mal, il ne peut savoir quand il est guéri.

Le médecin doit poursuivre le mal tant qu'il existe, même si la lésion est localisée à un point unique du poumon. Tant qu'il y a un râle, un frottement, le malade est en puissance de maladie, et doit être traité.

Il ne faut se désintéresser du malade que lorsqu'il a passé

une année entière sans rechute, sans signe de maladie, et encore faut-il surveiller de loin ce malade dans la mauvaise saison, et lui donner un traitement préventif à l'automne et au printemps de chaque année.

En effet, la graine tuberculeuse peut rester longtemps dans le poumon sans germer, n'attendant que l'occasion favorable pour se multiplier et envahir de nouveau l'organisme.

XI. — DU CHOIX DU PHARMACIEN.

Il faut que vous vous adressiez à un pharmacien consciencieux, honnête, ayant de bons médicaments, sachant les préparer, et ne vendant pas trop cher.

Vous trouverez des marchands qui vous offriront de la mauvaise créosote en vous affirmant que c'est la meilleure qualité, en vous affirmant qu'elle est du fabricant demandé. Au besoin ils pourront la mettre dans un flacon portant l'étiquette de ce fabricant.

Le tannin est connu depuis plus de trente ans, mais trente ans il est resté sans être utilisé parce que le tannin livré faisait mal à l'estomac. Le bon tannin ne fait pas mal à l'estomac.

L'huile de foie de morue peut être falsifiée avec de l'huile ordinaire, qui donne la diarrhée, qui purge au lieu de nourrir. Elle peut être fraudée avec de l'huile de phoque, et cependant cette fraude est moins dangereuse.

Vous trouverez des préparateurs qui ne mettent que la moitié des doses, les uns c'est par oubli, ou pour ménager leurs provisions. Les autres c'est par un défaut de préparation, ils filtrent leurs solutions et laissent sur le filtre la moitié du médicament, tannin, extrait de quinquina, ergotine, etc.

Il y a des empiriques qui soignent le tuberculeux jusqu'à ce qu'il meure. Ils donnent un soulagement et l'illusion d'une amélioration au moyen d'un sirop à base de morphine.

En réalité ils laissent le malade sans secours efficace s'acheminer vers la mort.

Vous devez exiger du pharmacien qu'il mette sur l'étiquette une indication faisant reconnaître la nature du médicament. Exemple : *Créosote, Tannin, Huile de foie de morue, Vin amer, etc.* Comme vous avez plusieurs sortes de médicaments, cette indication est nécessaire pour éviter les erreurs. Certains pharmaciens se refusent à mettre une étiquette claire par intérêt commercial. Une fiole dont on a oublié le contenu est bonne à jeter.

Vous devez refuser le médicament qui ne porte pas son nom sur l'étiquette. Le pharmacien honnête acceptera de l'inscrire.

Gardez-vous des pharmaciens qui font la guerre à coups de tarifs. Si vous portez au second une ordonnance déjà servie par un premier, les prix du second seront de beaucoup inférieurs. Ne vous laissez pas prendre à cette ruse. Le pharmacien ne vous donnera jamais ses produits en y perdant ; il se rattrape d'une autre façon. Si vous favorisez cette guerre, c'est vous qui en paierez les frais. C'est votre santé qui en souffrira.

Demandez des renseignements, informez-vous, et prenez un pharmacien honnête et consciencieux.

XII. — DU CHOIX DE L'INFIRMIER.

Le tuberculeux a besoin d'un ami qui l'aide à se soigner, qui l'encourage et qui veille à ce que le traitement soit exécuté tous les jours.

Pour un malade alité, le fait ne souffre pas discussion.

Si le malade se lève, sort, se promène, se distrait, l'ami chargé de veiller au traitement est toujours indispensable. Certains malades ne guériront pas, si une personne amie ne les force à suivre le traitement, et ne veille à ce que la créosote, le tannin, l'huile de foie de morue, soient pris tous les jours.

Cette personne sert d'infirmière, de préférence, c'est une femme. Chez la femme le dévouement est naturel. La meilleure infirmière, c'est la femme, la mère, ou la sœur du tuberculeux.

L'infirmière doit avoir des qualités.

Elle doit être le bras droit du médecin, par conséquent insister pour que le traitement soit suivi.

L'infirmière mercenaire peut être bonne, si c'est une infirmière de profession.

Sinon elle est souvent mauvaise.

Elle n'a pas l'autorité voulue pour faire prendre le médicament désagréable. Elle cherche d'abord à faire plaisir au malade qui la paie. Elle abonde dans les idées du malade qui ne veut pas prendre de médicament. Elle critique avec le malade, la créosote, le tannin, l'huile de foie de morue, allant ainsi contre les efforts du médecin.

J'ai rencontré de ces infirmières. Elles aident le malade à mourir.

L'infirmière doit être patiente. Elle doit faire manger le malade. Elle doit savoir le faire manger quand il en est besoin. Il ne suffit pas de servir un aliment au tuberculeux, il faut que le tuberculeux mange. L'infirmière doit le faire manger par persuasion, en insistant doucement et avec tact.

L'infirmière doit faire prendre les médicaments ordonnés, avec douceur, persévérance et persuasion. Elle doit démontrer au malade l'importance de suivre un traitement continu, tous les jours, sans cesser de faire l'effort nécessaire pour vivre.

Elle doit redresser les erreurs du malade.

Le malade accuse le traitement de tous les symptômes qui surviennent. S'il a mal aux dents, c'est la créosote, s'il a une angine, c'est la créosote, s'il a des coliques, c'est la créosote, à moins que ce ne soit le tannin, l'huile de foie de morue, les phosphates ou la révulsion.

La bonne infirmière, véritable sœur de charité, doit tout faire pour seconder le médecin.

XIII — DES RESSOURCES.

Le malade doit ménager sa bourse, c'est ce que j'appelle *l'hygiène du porte-monnaie.*

La tuberculose est une maladie qui nécessite des soins pendant plusieurs années. Quant la maladie paraîtra guérie, il faudra que vous preniez encore de la créosote, du tannin, de l'huile de foie de morue, des phosphates.

Il faut dès le début compter avec vos ressources, il faut dès l'instant économiser vos réserves. Il peut se faire que vous soyez obligé de cesser tout travail.

Il faut en tout temps avoir une bonne alimentation.

Établissez votre budget pour satisfaire aux exigences de la maladie.

Dans la classe ouvrière le tuberculeux est un malheureux exploité par tout le monde.

C'est un malheureux qui se noie. Mille peuvent lui tendre la perche, mais il faut d'abord donner l'argent prix du service rendu. Et quand il n'a pas ce prix, le tuberculeux meurt.

Le tuberculeux doit ménager ses ressources. Il doit s'adresser à un médecin, qui veuille bien lui donner les soins gratuits s'il ne peut les rémunérer.

Il doit s'adresser à un pharmacien qui ne vend pas trop cher, tout en lui donnant les quantités de médicaments demandés.

Il faut savoir que la maladie sera longue, qu'elle durera un an, deux ans, trois ans, que pendant toute cette période le tuberculeux aura besoin de tannin, de créosote, d'huile de foie de morue, des phosphates, d'une alimentation encore plus utile que les médicaments, alimentation chaque jour bien soutenue, complète, suffisante, abondante, plus abondante que pour l'homme sain.

Le tuberculeux peut être exposé à rester chez lui, huit ou quinze jours, sans pouvoir travailler.

Par conséquent, il doit équilibrer son budget pour ne pas se trouver à court dans un mauvais moment. Il doit avoir des réserves, des économies, sinon il peut perdre en huit jours le bénéfice de six mois de traitement.

Le tuberculeux doit réserver une somme donnée pour les soins et pour les médicaments.

Si les médicaments formulés préparés par le pharmacien reviennent trop cher, il exposera le fait au médecin, qui lui conseillera les médicaments sous une forme moins chère, et aussi moins agréable.

Il prendra les médicaments en nature et les préparera lui-même.

Le tannin en solution dans l'eau.

La créosote dans l'huile de foie de morue.

De cette façon le tuberculeux pourra se soigner à bon compte.

Voici les doses d'un traitement actif, s'élevant à environ 5 francs par mois :

Tannin à l'alcool. . .	1 gr. par jour	30 gr. par mois	1,00
Phosphate.	1 gr. —	30 gr. —	0,30
Créosote.	1 gr. —	30 gr. —	1,50
Huile de morue . . .	30 gr. —	900 gr. —	2,00
		Total.	4,80

La préparation du pharmacien n'est pas comptée et le malade pourra y suppléer avec l'aide et les indications du médecin.

Voici l'exemple d'un traitement très complet avec des doses très fortes :

Tannin à l'alcool . .	3 gr. par jour	100 gr. par mois	3,00
Phosphate	3 gr. —	100 gr. —	1,00
Créosote	3 gr. —	100 gr. —	5,00
Huile de morue. . .	100 gr. —	3000 gr. —	6,00
		Total. . . .	15,00

Soit un total de 15 francs.

Entre ces deux limites 5 francs et 15 francs se trouve le prix du traitement de la tuberculose par mois.

Il est certain que s'il survient des complications, des rechutes aiguës, s'il faut prescrire des potions ou des cachets, le prix du traitement est plus élevé.

Mais comme les mois se balancent, s'équilibrent les uns les autres, comme en été, il faut presque supprimer l'huile de foie de morue qui n'est pas tolérée, en fixant à 15 francs par mois la moyenne du traitement on se trouve dans la bonne proportion.

CHAPITRE II.

SYNTHÈSE DU TRAITEMENT.

I. Efficacité du traitement. — II. Pourquoi le traitement n'est pas connu. — III. Embarras du malade. — IV. Recherche du traitement. — V. Sélection méthodique. — VI. Règles du traitement. — VII. Ordonnances.

I. — EFFICACITÉ DU TRAITEMENT.

La tuberculose est la maladie la plus facile à guérir, c'est celle qui donne le plus de satisfaction au médecin.

Dès qu'un effort est tenté contre la tuberculose, cet effort est couronné de succès.

Dix fois, vingt fois on combat le mal, chaque fois l'on est maître du mal.

Les malades qui suivent le traitement avec persévérance guériront d'une façon certaine.

Je n'ai pas perdu un seul malade qui ait suivi le traitement avec persistance.

Pas un seul malade n'est mort qui se soit soumis au traitement d'une façon complète.

Tous les malades qui ont accepté le traitement ont guéri, ont obtenu une guérison durable, et dans ce nombre se trouvaient des malades qui seraient morts s'ils n'avaient été secourus.

La tuberculose qui n'est pas soignée entraîne la mort.

La tuberculose bien soignée guérit à coup sûr, fatalement.

Aussi devant ces résultats de guérison certaine, sans nulle exception, je suis étonné de la réputation terrible dont jouit la tuberculose.

Il est vrai, la tuberculose non soignée, abandonnée à elle-même, entraîne la mort.

Il est vrai, la tuberculose non combattue, est un mal qui ne pardonne pas.

Il est vrai que le malade qui ne se soigne pas ne peut guérir et doit fatalement mourir.

Le malade qui se soigne à demi et qui commet des imprudences ou des fautes contre l'hygiène, ce malade ne guérit pas et finit par mourir.

Ces propositions sont vraies, tous les médecins les propagent, tout le monde les croit.

Mais il est vrai également : La tuberculose bien soignée guérit complètement.

Il est vrai également : La tuberculose bien combattue est un mal facile à surmonter.

Il est vrai également : Le tuberculeux qui se soigne arrive à une vieillesse avancée. Il doit guérir fatalement, et se trouve préservé, par sa constitution, d'autres maladies plus terribles.

Or, beaucoup de personnes instruites ne croient pas à la guérison de la tuberculose.

L'immense majorité des médecins pense que tout traitement est inutile, impuissant, et ne peut sauver le malade.

Le public adopte ces idées.

Tous se trompent.

C'est pour réagir contre cette idée fausse, erronée et

néfaste, contre cette idée qui empêche le tuberculeux de se soigner.

C'est pour réagir contre cette idée qui jette le désespoir dans la famille du tuberculeux, et qui tient l'entourage inactif et impuissant.

C'est pour réagir contre le mal fait par cette idée de mort inexorable que nous proclamons cette vérité :

La tuberculose est une maladie facile à guérir.

Tous les tuberculeux bien soignés doivent guérir.

Pour notre part, nous n'avons perdu aucun malade de tuberculose, quand ce malade a bien voulu accepter le traitement dans toute sa sévérité et dans toutes ses exigences.

II. — POURQUOI LE TRAITEMENT N'EST PAS CONNU.

Comme tous, j'ai partagé cette idée, que la tuberculose est une maladie mortelle, contre laquelle rien ne fait.

Je l'ai apprise à l'école.

Je l'ai entendue répétée dans les hôpitaux.

Je l'ai vue émettre par mes anciens.

Je l'ai partagée avec ma génération.

Et toutes ces convictions s'accumulant, établissaient la mienne d'une façon d'autant plus inébranlable.

Il faut détruire cette erreur.

Pourquoi le traitement de la tuberculose n'est-il pas connu ?

Pourquoi ne l'ai-je pas appris sur les bancs de l'école et dans les hôpitaux ?

Pourquoi ne l'ai-je pas connu par les entretiens avec les anciens, ou par les discussions avec mes condisciples.

Je vais énumérer la série de mes impressions pour convaincre les incrédules.

Je vais énoncer par quels chemins je suis passé pour que les sceptiques puissent le suivre.

Cette discussion est nécessaire pour établir, sans que nul ne puisse la contester, la guérison certaine de la tuberculose.

Tout médecin qui débute trouve un tuberculeux à soigner.

En effet : Les malades atteints de tuberculose se trouvent partout, à la ville comme à la campagne.

Les médecins d'un certain âge et d'une certaine expérience ne tiennent pas à soigner le tuberculeux, car un décès est toujours nuisible à leur réputation. Ils abandonnent volontiers le tuberculeux au jeune médecin.

Le jeune médecin saisit avec bonheur l'occasion de soigner un malade. Confiant dans sa jeune science, il croit qu'avec plus de savoir, plus d'étude, plus d'application, il arrivera à un bon résultat. Quelle gloire pour lui, s'il guérit un malade abandonné de tous.

Mais la terminaison fatale vient enlever ses illusions.

Puis avec la série des années il a l'occasion de soigner d'autres tuberculeux.

C'est une mère qui le supplie de sauver son enfant.

C'est une femme qui le prie de sauver son mari.

C'est un mari qui plaide la cause de sa femme atteinte de tuberculose, etc., etc.

Puis les soins continuels qu'il donne au tuberculeux font que la sympathie, l'affection, viennent s'ajouter au devoir professionnel.

Le médecin chérit son malade, il souffre avec lui, il se réjouit avec lui.

Le médecin aime son malade comme le père aime son enfant. Et quand le malade meurt, le médecin éprouve un chagrin semblable à celui du père qui perd son enfant.

A qui n'est-il pas arrivé de voir une jeune fille demander la vie avec des supplications de désespérée.

Alors on se met au travail, on compulse les auteurs, on essaie un nouveau traitement, on a une lueur d'espoir, et puis la mort l'emporte.

Les faibles abandonnent la partie.

Ils fuient cette peine de voir mourir l'enfant qu'ils ont soigné, qu'ils ont chéri, qu'ils ont été impuissants à sauver.

On ne s'habitue pas à voir mourir ces malades qui viennent chercher la vie, qui mettent toute leur confiance en vous, et que vous trahissez.

Comme tous les débutants j'ai eu des tuberculeux à soigner. Comme tous les médecins je les ai laissé mourir.

Cependant je me suis acharné à les soigner et à lutter jusqu'au bout.

L'observation continuelle de ces malades m'a fait constater ce premier résultat :

Avec les tuberculeux, quand on fait quelque chose, on obtient quelque chose.

Ensuite le fait de vivre des années avec les tuberculeux, m'a donné la connaissance et l'expérience de la tuberculose.

Avec l'expérience successive de plusieurs années, j'ai pu m'apercevoir d'abord des grandes rechutes ; puis j'ai pu constater les rechutes moyennes, et maintenant je constate les petites rechutes, rechutes si petites que le malade ne s'en aperçoit pas lui-même.

Cette rechute minuscule, je la soigne aussi vigoureusement que la rechute la plus grave et la plus mortelle.

Pour le choix du traitement, des difficultés nombreuses ont surgi.

Les écueils que j'ai eu à franchir, je les expose pour convaincre les incrédules.

Pourquoi le traitement qui guérit n'est-il pas connu ?

C'est que la thérapeutique de la tuberculose est obstruée par le nombre de médicaments proposés.

Combien de médicaments ont été proposés pour guérir la tuberculose ?

Peut-être deux cents.

Celui qui trouve un remède nouveau l'expérimente. Il prend son désir pour la réalité. Le désir de trouver l'agent qui guérit lui fait croire qu'il a trouvé cet agent; il en a la conviction et il transmet cette conviction au malade.

Sous l'influence de cette conviction, le malade croit aller

mieux, car ces malades sont affaiblis, impressionnables, et par suite très sensibles aux affirmations qu'on leur donne.

De la sorte, on a essayé chez les tuberculeux des médicaments nuisibles, des gaz irritants pour les poumons, et le désir d'en obtenir de bons effets a permis d'interpréter les résultats en faveur du nouveau médicament.

En outre, le tuberculeux vit quelques années avec son mal. Il a des alternatives de bien et de mal. Au mal succède le bien, même sans aucun traitement. Et quand ce bien coïncide avec le traitement nouveau, il est tout naturel de rattacher l'amélioration du malade au traitement suivi.

De plus, l'évolution des saisons amène des conditions plus favorables et l'amélioration qui tient à la saison nouvelle est mise volontiers sur le compte du remède nouveau et par le malade.

Le médecin qui débute, plein de jeunesse et d'espérance, met en pratique les traitements si nombreux conseillés.

Il utilise plusieurs médicaments. Il constate que les améliorations sont très rares parce qu'il n'a pas l'illusion de l'inventeur ; il ne regarde que le résultat final, l'impuissance de guérir.

Alors il suit le chemin des anciens, et avec l'âge et l'expérience, il laisse lui aussi le tuberculeux aux débutants.

Alors il remarque plus facilement les critiques des divers traitements proposés, il écoute plus volontiers les propositions qui nient la guérison de la tuberculose.

Il abandonne, découragé, toute lutte contre la tuberculose.

III. — EMBARRAS DU MALADE.

Si nous envisageons le malade nous constatons ceci :

Le tuberculeux est à plaindre, car il est bien difficile pour lui de trouver l'homme qui doit le guérir.

Il a affaire à des voisins et voisines, ayant chacun leur

médecin; chacun lui propose son médecin avec grand renfort d'éloges, avec des protestations de savoir, de science, d'habileté, avec l'assurance de guérisons nombreuses de maladies semblables.

Certaines personnes auxquelles le médecin a rendu service veulent être reconnaissantes, et ne tarissent pas sur les cures merveilleuses de leur médecin, elles inventent ces cures au besoin.

De la sorte le tuberculeux doit choisir entre dix médecins tous plus vantés les uns que les autres.

C'est l'inspiration du moment qui le fait aller chez l'un puis chez l'autre et il les passe tous les dix en revue.

Le tuberculeux a affaire au pharmacien. Le pharmacien est commerçant avant tout, il veut vivre, gagner sa vie en vendant ses remèdes, or il donne au malade ce qu'il désire et pour le prix qu'il veut. Un bon sirop calmant à base de morphine, ou inoffensif à base de tolu.

Il ne prend pas cher, trente sous pour une bouteille.

Il entretient le tuberculeux dans un bon espoir.

Il dit qu'il soigne ces maladies, étant médecin lui-même.

Il donne des consultations bienveillantes, et surtout recommandation de ne pas aller voir le Docteur, cela n'en vaut pas la peine.

Si le tuberculeux a déjà vu un ou plusieurs médecins il lui démontre l'inutilité de nouvelles consultations puisque les précédentes ne l'ont pas guéri.

Le tuberculeux a affaire au médecin.

Il en voit un qui lui propose de le soigner, qui le soigne pendant quelques temps, quelques mois.

Il en voit un second qui blâme tout ce qui a été fait et qui quelquefois accuse le médecin précédent de vouloir entretenir la maladie et la faire durer le plus longtemps possible.

Il en voit un troisième qui critique ce que les deux précédents ont fait et qui institue son traitement à lui, aussi illusoire que les précédents.

Il en voit un autre qui par conscience lui propose la consultation d'un spécialiste, d'un médecin guérissant cette maladie.

Cette honnêteté est souvent mal récompensée. Le malade accuse ce médecin d'ignorance et le quitte tout de suite.

Quelquefois il accepte cette consultation, il est étonné de ne pas être guéri en quinze jours ou un mois.

Alors il va trouver encore un autre médecin, puis un autre, puis encore un autre, jusqu'à ce qu'il meure.

Ou bien les malades constants gardent leur médecin qui les soigne et les endort par de bonnes paroles, jusqu'à ce qu'ils meurent.

Le malade qui est soigné par un médecin a affaire encore au pharmacien, qui lui fait payer cher le médicament prescrit par le médecin.

Ce qu'il fait payer trente sous quand il le donne de sa propre autorité, il le fait payer bien plus cher quand la drogue est prescrite par le médecin.

Le malade a affaire aux hôpitaux de la ville.

Là on le reçoit comme un chien dans un jeu de quille, il tient la place d'un malade. On lui fait sentir que l'hôpital n'est pas pour lui, que la charité publique si prodigieusement répandue, on ne veut pas en disposer pour lui.

S'il est protégé on l'accepte pendant un mois ou deux mois, et on ne le soigne pas, on ne le guérit pas, parce qu'on ne croit pas à la guérison.

On fait comprendre à son protecteur que le malade peut donner sa maladie à d'autres, qu'il faut prendre des précautions particulières, et qu'on ne veut pas faire courir les chances de contagion aux autres malades.

Vous, hommes intelligents de la société, avocats ou ingénieurs, commerçants ou fonctionnaires, que conseillerez-vous à un tuberculeux ? Je comprends votre embarras, je comprends l'embarras du malade, je comprends l'affollement de ces malheureux que tout le monde exploite et que personne n'aide.

IV. — RECHERCHE DU TRAITEMENT.

PROPOSITIONS. — Je suis parti de ces trois prémices ou principes :

1° *La tuberculose guérit quelquefois spontanément, donc elle peut guérir.*

2° *Le malade est mort, donc c'est ma faute.*

3° *Le malade a une rechute, donc il y a faute commise.*

1re proposition.

La tuberculose guérit spontanément.

Cette idée est universellement acceptée, elle n'est niée par personne et la preuve a été constatée des milliers de fois à l'autopsie de vieillards. On a trouvé les traces de la tuberculose pulmonaire guérie.

Les incrédules qui ne croient pas à la guérison de la tuberculose reconnaissent que la tuberculose peut guérir.

Les plus grands auteurs, les plus célèbres professeurs affirment que la tuberculose guérit.

Les malades atteints de tuberculose, et qui en sont guéris, sont très nombreux. Ils sont la preuve vivante de la guérison de cette maladie.

Personne n'oserait soutenir que la tuberculose ne guérit pas.

2e proposition.

Le malade est mort, donc c'est ma faute.

Le malade est mort, donc j'ai tort.

Le malade est mort, donc la faute est au médecin.

Le malade est mort, donc le traitement est mal conduit.

Si l'on rapproche de cette proposition celle-ci :

Quand on soigne le tuberculeux, on obtient une amélio-ration, on en conclut que la responsabilité de la mort du tuberculeux revient au médecin ou à l'entourage.

Évidemment, il n'est question que du malade acceptant le traitement médical.

Comme tous, dans mes premières années de pratique, j'ai perdu un grand nombre de tuberculeux. C'est que n'ayant pas l'expérience acquise, j'ignorais le traitement qui guérit, et j'allais un peu au hasard dans le choix des médicaments.

Je suis de plus en plus partisan de la proposition.

Le malade est mort, donc j'ai tort.

Car le malade bien soigné doit guérir.

Jusqu'à présent aucune exception n'est venue contredire cette proposition.

La tuberculose bien soignée guérit.

Certainement la bonne volonté de tout médecin, le désir de guérir ne sont pas contestés, mais l'intention ne suffit pas, il faut la science et l'action, il faut savoir et agir.

3ᵉ proposition.

Il y a rechute, donc faute commise.

Il n'y a pas de maladie sans cause, il n'y a pas de rechute sans cause.

La prophylaxie de la maladie étudie ces causes, les énumère et les prévient.

Les fautes commises peuvent être nombreuses.

Le malade pèche souvent par ignorance, parce qu'il ne connaît pas le danger qu'il court.

Toute faute commise se paie, aussi faut-il être d'une sévérité inflexible pour les fautes contre l'hygiène et contre le traitement.

Dans les premiers temps je ne trouvais pas la faute commise, plus tard j'ai toujours trouvé cette faute.

Chaque fois que j'ai perdu un tuberculeux, j'ai cherché et trouvé la faute commise.

V. — SÉLECTION MÉTHODIQUE.

Etant données les trois prémices j'ai cherché le meilleur traitement.

J'ai vérifié l'action des médicaments sur les malades.

J'ai vérifié l'action des médicaments sur moi-même.

Tout ce que j'ai demandé au malade, je me le suis demandé à moi-même.

J'ai pris tous les médicaments que j'ai ordonnés.

Je me suis soumis aux mesures demandées aux malades.

Je ne demande rien au malade que je n'aie vérifié moi-même.

Par l'observation du malade et le contrôle sur ma personne, j'ai éliminé ce qui est inutile ou nuisible, j'ai conservé ce qui est utile.

Ce contrôle par moi-même m'a fait comprendre bien des faits qui passaient inaperçus, il m'a mis sur la trace de certaines difficultés ignorées. Je ne prendrai que deux exemples.

1° J'ai pris l'huile de foie de morue à la haute dose que je prescrivais. De la sorte j'ai constaté qu'il y a l'huile de bonne qualité, facile à prendre et à digérer à très haute dose ; qu'il y a l'huile de mauvaise qualité, très répandue et occasionnant un dégoût insurmontable même à faible dose.

2° J'ai couché les croisées ouvertes en toute saison.

J'estime que coucher les croisées ouvertes en certaines saisons, dans certains endroits, dans certaines conditions est pernicieux et mortel. Le résultat est d'occasionner des poussées de congestion pulmonaire, et par suite des poussées aiguës de la tuberculose. Ceci n'est pas dit dans le but de critiquer les croisées ouvertes la nuit. Cette méthode est excellente.

Grâce à ce contrôle personnel j'ai pu obtenir une sélection raisonnée et judicieuse, non seulement des médicaments, mais encore des diverses pratiques utiles.

Le traitement qui guérit, je l'ai obtenu :

1° Par les recherches auprès des maîtres incontestés en cette question.

2° Par une sélection successive des médicaments utiles et par une élimination successive des agents inutiles.

3· Par l'observation du malade allant bien ou mal suivant que le traitement est bon ou mauvais.

1. — *Recherches auprès des Maîtres.*

Environ deux cents médicaments ont été proposés pour lutter contre la tuberculose.

Les expérimenter tous était trop long, et quelquefois imprudent, car, *a priori*, il y en a qui sont nuisibles.

Une première sélection a été faite en consultant les auteurs et les praticiens.

1· *Les auteurs* dans leurs traités exposent le traitement de la tuberculose, mais il y a abondance de bien, et le débutant est embarassé pour choisir ce qui est nécessaire, ce qu'il faut dire au malade.

J'aurais voulu choisir les médicaments universellement reconnus bons, et acceptés par tous, cela n'est pas possible.

Tout médicament a été à tour de rôle vanté et critiqué, loué et blamé, accusé de guérison, accusé de mauvais effet.

Les recherches dans les auteurs m'ont donné de grandes lignes à suivre.

2· *Recherches auprès des praticiens.*

Le praticien est celui qui soigne le malade, qui le connait et l'observe.

Quelques praticiens guérissent la tuberculose.

Qoiqu'ils ne soient pas nombreux ils ne sont pas rares.

Quelques-uns ont été atteints de ce mal, l'ont étudié et l'ont guéri en commençant par eux-mêmes.

J'ai été chercher aux sources de la pratique, l'enseignement de ce qu'il faut faire.

De règles il n'en existe pas, je n'en n'ai pas trouvé.

Des discussions, des critiques, des avis opposés, j'en ai trouvé plus que je n'en voulais.

Cependant, de la conversation avec les praticiens de valeur, il m'est resté des opinions fermes, des affirmations convaincues, c'est avec le faisceau de ces affirmations, que j'ai fait mon bagage expérimental.

II. — *Sélection des Médicaments.*

J'aurais voulu ne prendre que les agents reconnus bons par tout le monde, il n'en existe pas, les meilleurs ont été blâmés.

J'ai expérimenté les médicaments qui me paraissaient des meilleurs, j'ai constaté que les uns étaient bons, les autres mauvais, le plus grand nombre inutile.

De la sorte, je suis arrivé à conserver les médicaments suivants :

L'huile de foie de morue, le tannin, la créosote, les phosphates solubles, l'ergotine, avec la réculsion.

L'hygiène est la base du traitement, sans hygiène pas de guérison.

L'hygiène a en vue, l'air, le froid, l'alimentation la fatigue.

Il peut y avoir d'autres bons médicaments, mais j'ai tenu à établir un traitement pratique, en même temps que complet, et celui que j'ai établi guérit sûrement la tuberculose.

D'après cet énoncé, le traitement ne comporte pas de remède secret, ou d'agent mystérieux. Tous les agents sont connus depuis longues années, le mérite est de les avoir groupés en traitement.

Ces agents sont tous nécessaires. Si l'un deux est supprimé, parfois le malade ne guérit pas, parfois le malade guérit moins vite.

Comme médicaments accessoires ont été utilisés :

Le bicarbonate de soude, le quassia, la strychnine, l'arsenic, la morphine, la quinine, les purgatifs.

III. — *Recherches auprès du Malade.*

1° Le malade s'observe lui-même et me donne son avis ;

2° J'observe la marche de la maladie par l'auscultation.

1° Renseignements donnés par le malade qui s'observe.

C'est le malade qui m'a appris l'importance de certains médicaments et leur action efficace.

C'est le malade qui m'a énoncé les bons effets du traitement.

Les malades m'ont souvent appris ce qui leur faisait du bien, ce qui leur faisait du mal, ce qui était inutile.

Ce sont les malades qui m'ont appris à donner les médicaments de façon à être acceptés.

Les médicaments donnés ne l'ont jamais été au hasard, mais quelquefois ils étaient donnés sans conviction personnelle, et plutôt sous la pression de certaines autorités médicales, ou encore par suite d'une intuition non raisonnée.

Ce sont les malades qui m'ont rendu cette conviction inébranlable.

De plus, j'ai posé souvent ces propositions :

Ce tuberculeux est guéri, donc le traitement est bon.

Ce tuberculeux est mort, donc le traitement est mauvais.

Et demandant au tuberculeux guéri les détails de son traitement j'en ai tiré mon enseignement.

2° Auscultation du malade.

J'ausculte le malade chaque fois que je le vois. Aussi cette pratique de l'auscultation, renouvelée des milliers de fois, donne à l'oreille une éducation qui permet de reconnaitre la plus petite rechute.

De la sorte, j'ai vu la créosote enlever le mal comme avec la main.

De la sorte, j'ai vu le tannin faire diminuer les lésions au grand galop.

De la sorte j'ai vu l'huile de foie de morue faire engraisser.

Quand la lésion guérit, le traitement est bon.

J'ai vu des lésions guérir dans la mauvaise saison, par des temps froids et humides, le malade travaillant.

L'auscultation du malade m'a démontré l'importance de l'hygiène.

Cette auscultation me fait prévoir la rechute avant que le malade ne s'en aperçoive.

Cette auscultation, chaque fois qu'elle me signalait une rechute, me ramenait à la proposition.

Il y a rechute, donc faute commise.

Etant sûr du traitement, la faute était commise contre l'hygiène.

A force de chercher je suis arrivé à connaître ces fautes contre l'hygiène.

C'est un point important du traitement, qui passe inaperçu aux yeux de spécialistes de grande valeur.

Autrefois j'ai mis six mois pour trouver la faute commise.

Aujourd'hui, je la pressens, je la sens d'avance, je la prévois, je préviens le malade de la faute qu'il va commettre et souvent j'ai le bonheur d'éviter cette faute et la rechute menaçante.

La faute la plus commune contre l'hygiène est de s'exposer au froid.

VI. — RÈGLES DU TRAITEMENT.

Exposer les règles du traitement en peu de mots est une difficulté que nous allons essayer de résoudre.

1re *Règle*. — Une bonne hygiène est nécessaire.

1er *Corollaire*. — Une bonne alimentation est nécessaire.

2e *Corollaire*. — Un bon air est nécessaire.

3e *Corollaire*. — Eviter le froid humide.

2e *Règle*. — L'aliment supplémentaire du tuberculeux se compose chaque jour d'huile de foie de morue, tannin, créosote, phosphates solubles, aux bonnes doses.

3e *Règle*. — La révulsion par les raies de feu superficielles sera faite deux fois par semaine.

4e *Règle*. — L'alimentation sera favorisée par le bicarbonate de soude, la strychnine, le quassia, l'arsenic.

5e *Règle*. — Sur indication spéciale, ergotinine, morphine, purgatifs.

6e *Règle*. — Détruire les crachats, cause d'épidémie tuberculeuse.

Les trois premières règles sont fatales, inexorables.

Les trois dernières ne sont pas toujours nécessaires, indispensables.

On peut classer les tuberculoses en *tuberculoses faciles à guérir* et *tuberculoses difficiles à guérir.*

Les *tuberculoses faciles à guérir* sont celles qui guérissent facilement, en prenant seulement quelques-uns des médicaments utiles et malgré de nombreuses fautes contre l'hygiène, souvent en se privant de révulsion.

Pour ces tuberculoses faciles à guérir les trois premières règles, concernant l'hygiène, les médicaments, la révulsion, doivent êtres observées.

Les trois dernières règles peuvent ne pas être satisfaites.

Les *tuberculoses difficiles à guérir* sont celles qui guérissent difficilement, lentement, péniblement.

Ces tuberculoses difficiles à guérir ont besoin d'observer toutes les règles du traitement dans leur plus grande sévérité.

Les trois premières règles concernant l'hygiène, la médication, la révulsion doivent être observées d'une façon absolue et complète. Une omission à elle seule empêche la guérison, omission d'un médicament, omission de la révulsion, ou faute contre l'hygiène.

Certainement il peut y avoir d'autres médicaments utiles, mais les précédents sont suffisants pour guérir tous les cas de tuberculose.

Il n'entre pas à cette place d'étudier chaque règle en particulier.

Un chapitre est réservé pour l'hygiène, pour chaque médicament et pour chaque agent.

Et cependant, pour exposer le traitement dans son ensemble, pour le défendre, il est nécessaire d'ajouter quelques mots.

L'HYGIÈNE est universellement reconnue nécessaire pour la guérison de la tuberculose.

Sans une bonne hygiène, pas de guérison. Personne ne soulève de doute.

Les médicaments, tous, ont été critiqués, tous ont été portés aux nues, tous ont été accusés de méfaits. Si bien

que le malade croit quelquefois que la créosote tue le tuberculeux, que les pointes de feu achèvent le tuberculeux.

Si on approfondit la question, nous n'avons accepté dans
le traitement que des médicaments signalés comme ayant
guéri à eux seuls certains cas de tuberculose.

L'HUILE DE FOIE DE MORUE a guéri à elle seule certains cas
de tuberculose.

LA CRÉOSOTE a guéri à elle seule certains cas de tuberculose.

LE TANNIN peut guérir à lui seul certaines tuberculoses.

LES PHOSPHATES sont accusés de guérir à eux seuls certaines tuberculoses.

LA RÉVULSION peut à elle seule guérir certaines tuberculose.

Certes ces médicaments ne réunissent pas les suffrages
de tous.

D'après quelques-uns, même, tous ces médicaments
seraient ou nuisibles ou inutiles; aucun ne serait efficace;
de même pour la révulsion.

Laissons les aveugles ne pas voir.

Laissons les sourds ne pas entendre.

Sans aller aussi loin, sans nier la nécessité d'un traitement,
un très grand nombre de médecins, ceux qui ne discutent
pas, mais qui pour s'instruire recherchent les opinions
émises, ces médecins croient que tous ces médicaments s'ils
prolongent l'existence du malade ne peuvent l'empêcher de
mourir.

L'immense majorité des médecins croient que le tannin,
la créosote, l'huile de foie de morue, les phosphates solubles,
la révulsion, sont impuissants à guérir la tuberculose.

Ils sont légion.

C'est pour eux que nous parlons, c'est pour les convaincre
que nous discutons.

Or, la preuve que ces médicaments sont efficaces, c'est
qu'ils ont guéri plusieurs cas de tuberculose,

Leur efficacité est si certaine que, grâce à eux et à l'hygiène, les tuberculoses peuvent et doivent guérir.

Aucun tuberculeux ne doit mourir.

Telle est la règle qui, je l'espère, sera bientôt acceptée de tous.

Le *traitement fondamental* comprend l'ensemble de ces médicaments, *créosote, tannin, huile de foie de morue, phosphates solubles, avec l'hygiène et la révulsion.*

C'est celui qui est fatal, nécessaire, indispensable, obligatoire. C'est celui que le malade doit connaître et doit suivre sans avoir besoin du médecin.

Le traitement accessoire n'est pas toujours nécessaire.

Il comprend les médicaments qui aident l'alimentation, strychnine, quassia, bicarbonate de soude, arsenic.

Les médicaments qui décongestionnent les poumons, ergotine, iode.

Celui qui calme les douleurs et la toux, la morphine.

Les purgatifs qui libèrent l'intestin.

I. — *Traitement fondamental.*

Les Doses. — Les doses doivent être au maximun de la dose tolérée ; chaque médicament doit être donné à forte dose, à la plus forte dose possible sans faire mal au malade.

Doses moyennes. — La pratique donne la dose moyenne qui est utile, active, bienfaisante, tout en étant tolérée.

Voici les doses moyennes que le malade doit prendre par jour, avec repos de un ou deux jours par semaine.

Créosote, 2 gr. soit 80 gouttes.

Tannin 1 gr.

Huile de foie de morue, 60 gr., soit quatre à six cuillerées à bouche.

Phosphates solubles, 1 gr.

Révulsion, 400 raies de feu deux fois par semaine.

Telles sont les doses courantes.

Doses petites. — Cependant comme il est des organismes qui ne peuvent supporter ces doses, il faut consulter la réceptivité de chaque malade, pour lui prescrire une dose plus faible.

Il est même prudent de débuter par de faibles doses.

Dose maximum. — Certains organismes supportent vaillamment les fortes doses, et on peut donner dans une journée les doses maximum suivantes, qu'il est bon de ne pas dépasser, même si on le peut. Il est même souvent inutile de vouloir obtenir ces doses maximum.

Créosote, 200 gouttes, soit 5 grammes.

Tannin, 6 grammes.

Huile de foie de morue, 16 cuillerées à bouche, soit 240 grammes.

Phosphates solubles, 5 grammes.

Révulsion, 1000 raies de feu deux fois par semaine.

Il tombe sous le bon sens et l'évidence que ces doses sont des doses maxima, qui peuvent être prises en une journée, mais qui ne pourraient être acceptées plusieurs jours de suite.

Système des doses continues.

Système des doses massices.

Deux manières de faire sont en présence et peuvent être adoptées.

1° SYSTÈME DES DOSES CONTINUES.

Le malade prend tous les jours du *tannin, créosote, huile de foie de morue, phosphates*, à la dose active tolérée.

Au bout de quelques jours l'organisme est fatigué de cette alimentation qui n'est pas habituelle et a besoin de repos.

Le repos de médicament se fait sentir au bout d'un temps qui n'est pas le même pour chaque médicament.

Ce besoin de repos se fait sentir plus ou moins, vite suivant les malades.

Certains malades supportent le traitement pendant six mois, sans se plaindre.

D'autres malades, au bout de huit jours, présentent des symptômes d'intolérance et ne peuvent continuer le traitement.

2° SYSTÈME DES DOSES MASSIVES.

Cette seconde manière consiste à donner de fortes doses, et à les faire suivre d'une période de repos.

Cette méthode donne à l'organisme le repos de médicaments, avant que cet organisme ait besoin de ce repos, avant que l'organisme ne demande ce repos par divers signes.

Plusieurs variétés peuvent être choisies.

1er Exemple. Le malade prend des fortes doses un jour et se repose le jour suivant.

2e Exemple. Le malade prend de fortes doses pendant deux jours et se repose le troisième jour.

3e Exemple. Le malade prend de fortes doses trois ou quatre jours de suite et se repose les deux ou trois jours suivants.

Le système des doses massives peut être employé pour administrer l'huile de foie de morue, le tannin et la créosote. Cette pratique ne doit pas s'appliquer aux phosphates solubles qui doivent être donnés à doses continues.

Il est à remarquer que, avec le système des doses massives, suivies de périodes de repos, le traitement peut être continu, sans interruption. On peut en effet alterner avec les trois médicaments : Huile de foie de morue, Tannin, Créosote.

Quand le malade se reposera d'huile de foie de morue, il prendra du tannin et de la créosote.

Quand le malade se reposera de tannin, il pourra continuer à prendre l'huile de foie de morue et la créosote.

Quand le malade se reposera de créosote, il pourra continuer à prendre l'huile de foie de morue et du tannin.

De plus, le système des doses continues peut être suivi pour l'un des médicaments, le système des doses massives pour les deux autres.

Exemple : Doses continues journalières par le tannin et l'huile de foie de morue et doses massives tous les deux jours pour la créosote.

Autre exemple : Doses massives deux jours de suite pour le tannin et pour l'huile de foie de morue, doses continues pour la créosote.

On peut combiner le traitement de façon que chaque jour le malade prenne trois médicaments.

C'est l'estomac du malade qui doit diriger le traitement et ses adaptations.

Le repos nécessaire provenant de la satiété des médicaments, il faut le connaître, en prévenir le malade, et savoir provoquer ce repos avant que le malade ne le demande.

Les deux systèmes *doses continues* et *doses massives* doivent être utilisées. Il ne faut pas d'exclusion.

A certains moments ou chez certains malades, ce sont les doses continues qui seront mieux reçues.

A d'autres moments et chez d'autres malades, ce sont les doses massives, interrompues qui seront mieux tolérées.

Cependant, dans la pratique, j'estime que les doses continues sont plus avantageuses et plus faciles.

Avec ce système le malade prend chaque jour une dose moyenne de médicaments : Créosote, Tannin, Huile de foie de morue, Phosphates, et se repose un jour par semaine.

La révulsion par les raies de feu est faite deux fois dans la semaine ou bien une seule fois.

Ce système des doses continues a besoin d'une surveillance moins grande, le malade l'accepte mieux, et la guérison se produit également en très peu de temps.

II. — *Traitement accessoire.*

Le traitement accessoire est souvent inutile. Beaucoup de malades peuvent guérir sans lui. Cependant les malades qui n'en ont jamais besoin sont rares.

L'alimentation doit être surveillée. C'est pour favoriser l'alimentation et la digestion que sont donnés : le bicarbonate de soude, le quassia, la strychnine, l'arsenic aux doses moyennes suivantes, par jour :

Bicarbonate de soude . . . . . 4 à 8 gr.
Extrait de quassia . . . . 0,5 décigr.
Sulfate de strychnine . . . . . 0,002 à 0,004 miligr.

Contre les congestion, l'ergotine.

Contre la toux, les vomissements et les douleurs, la morphine.

Contre la constipation, les purgatifs.

Le traitement doit associer tous ces agents de façon à les rendre pratiques.

Voici une prescription qui les comprend tous et qui peut satisfaire presque tous les cas de tuberculose.

VII. — ORDONNANCE.

400 raies de feu deux fois par semaine.

Huile de foie de morue blonde, 1 litre.

Prendre chaque jour 100 grammes d'huile de foie de morue, quantité équivalente à un verre d'huile de foie de morue, ou à huit cuillerées d'huile de foie de morue.

Débuter par une cuillerée à bouche par jour.

Augmenter d'une cuillerée à bouche tous les huit jours, à la condition que l'huile soit tolérée.

Prendre l'huile de fois de morue en une fois ou en plusieurs fois.

Si elle est prise en une fois, prendre cette huile le matin avant le premier déjeuner, ou le soir avant de s'endormir.

Si l'huile est prise en plusieurs fois, prendre l'huile vers 7 heures, 11 heures, 3 heures, 7 heures, soit avant le repas, soit pendant le repas, soit après le repas, comme il plaira au malade (de préférence en deux fois).

Si l'huile de foie de morue est prise en une fois, se coucher sur le côté droit pendant 20 minutes, puis prendre du lait, puis faire une petite promenade.

Solution de tannin, au cinquième.

Tannin à l'alcool chimiquement pur de Merck. 20 gr.
Eau . . . . 80 gr.
Glycérine . . . . 30 gr.
Hypophosphite de soude . . . . 10 gr.

Une cuillerée à bouche après chaque repas.

Vin amer pour la digestion.

Vin de Banyuls . . . . 20 gr.
Glycérine . . . . 100 gr.
Extrait de quassia . . . . 5 gr.
Sulfate de strychnine . . . . 0 05 centigr.
Extrait mou de quinquina . . . . 10 gr.

Une cuillerée à bouche avant chaque repas.

Bicarbonate de soude . . . . 250 gr.

Une cuillerée à café à chaque repas (midi et soir), dans la boisson ordinaire du repas, soit deux cuillerées à café par jour. On peut mettre ces deux cuillerées à café de bicarbonate de soude dans un litre d'eau qui sert de boisson aux repas.

En cas de digestion difficile, prendre, une heure après chaque repas de midi et du soir, une seconde cuillerée à café de bicarbonate de soude, soit dans ce cas quatre cuillerées à café de bicarbonate de soude par jour. (Cesser l'usage du bicarbonate de soude dès que les digestions seront régulières).

Faire cinq repas par jour, 7 h., 11 h., 3 h., 7 h., nuit.

Alimentation composée surtout de lait, œufs et viande maigre, poisson maigre, huîtres, herbes cuites, fruits cuits.

Il faut ajouter de bonnes paroles au malade, le prévenir que tous ces médicaments sont bien mauvais à prendre, lui remonter le moral, lui donner confiance.

Il est bien évident qu'il ne faut pas prendre tous ces

médicaments à la fois, il faut les varier et les prendre suivant les indications du moment.

Toutefois *l'huile de foie de morue* et le *tannin* sont les deux agents de guérison qu'il faudra prendre avec persévérance et pendant plusieurs années.

Ordonnance simplifiée.

Prendre tous les jours de une à huit cuillerées à bouche d'huile de foie de morue, suivant la tolérance.

Tannin à l'alcool, chimiquement pur, un flacon de 100 grammes sous le cachet de Merck.

Prendre après chaque repas (midi et soir), la quantité de tannin qui peut être prise avec l'extrémité d'un couteau rond, tannin dissout dans un verre de boisson ordinaire (eau et vin).

Repos de médicaments un jour par semaine (le dimanche), ou deux jours par semaine (le dimanche et le jeudi), suivant la tolérance.

Cette ordonnance simplifiée suffit pour guérir beaucoup de malades, elle est très pratique et n'offre aucune difficulté.

DEUXIÈME PARTIE.

AGENTS DE GUÉRISON.

CHAPITRE I.

—

CRÉOSOTE.

I. Plaidoyer. — II. Qualité de la créosote. — III. Des bons effets de la créosote. — IV. De la dose utile. — V. Inconvénients de la créosote — VI. Créosote par l'estomac. — VII. Créosote en lavement. — VIII. Créosote sous la peau. — IX. Succédannés de la créosote.

I. — PLAIDOYER.

La créosote doit être discutée.

En effet, démontrer que la créosote est utile dans le traitement de la tuberculose, c'est aborder une discussion dont la solution n'est pas encore universellement acceptée.

1° La créosote doit être discutée auprès des médecins.

Quelques-uns n'en veulent pas d'une façon formelle. Ils estiment que la créosote est nuisible et qu'elle doit être rejetée de tout le traitement.

D'autres la prescrivent timidement, pour satisfaire leur conscience, pour pouvoir dire qu'ils prescrivent la créosote. Mais les petites doses qu'ils donnent sont inactives, et ils le constatent. Aussi n'ont-ils qu'une confiance très restreinte dans l'efficacité de la créosote.

· Ils veulent mettre d'accord et ceux qui vantent la créosote et ceux qui la blâment. Avec les uns ils prescrivent la créosote, avec les autres ils en prescrivent de si petites doses qu'elle ne peut être nuisible.

2° La créosote doit être discutée auprès des malades.

Le malade est le premier intéressé à suivre le bon traitement. Il se renseigne. Si un médecin lui dit que la créosote est nuisible, il le croira volontiers, le conseil n'ayant aucun motif pour être intéressé, et quand dix autres praticiens voudront lui faire prendre de la créosote, le malade s'y refusera énergiquement, se souvenant du conseil précédent.

S'il accepte d'en prendre une petite dose il est disposé à attribuer tous ses malaises à la créosote. S'il a mal à l'estomac, s'il a une colique, s'il a mal à la tête, s'il a la diarrhée, s'il a de la constipation, ce sera toujours la créosote qu'il incriminera. Il est bien difficile de convaincre le malade qu'il a fait un faux jugement.

Pour nous, notre conviction est inébranlable.

Nous avons vu les effets bienfaisants de la créosote. Ce n'est pas une illusion de l'esprit, car plusieurs médecins de valeur ont vu comme nous ces effets bienfaisants.

Nous avons constaté l'amélioration rapide de la maladie, la diminution de l'expectoration, et avec nous l'ont constaté les médecins qui avaient bien voulu nous confier leurs malades.

Nous avons observé les résultats obtenus par la créosote, les signes des lésions pulmonaires supprimés, le malade reprenant des forces, augmentant de poids, prenant une alimentation réparatrice, etc.

Notre conviction est inébranlable parce que ce que nous avons vu, constaté, observé, l'a été également par des praticiens dont l'honnêteté et la science d'observation ne peut être soupçonnée.

La discussion traitera deux questions, elle portera sur deux points :

1° Sur la bonne créosote.

2° Sur la mauvaise créosote.

§1. — *La bonne créosote.*

Pour savoir donner la créosote il faut avoir appris.

L'expérience de la créosote peut s'acquérir sous la direction d'un professeur.

Cependant le praticien peut l'acquérir tout seul, il peut obtenir cette expérience de la créosote par l'observation intelligente et suivie du malade.

Ce qu'il faut, c'est être assuré que donner la créosote est une pratique qui ne s'acquiert pas en un jour.

Les malades, au point de vue de la créosote, peuvent se classer en deux catégories :

1° Les malades réfractaires à la créosote.

2° Les malades acceptant la créosote.

1° Pour les *malades réfractaires* à la créosote, il n'est aucun bienfait à attendre de ce médicament, c'est un malheur pour eux, car ils ne bénéficient pas des immenses résultats que d'autres obtiennent.

Chez les malades réfractaires, des doses très légères de créosote donnent des signes d'intolérance. Un gramme de créosote pris dans une journée donne des urines noires, ou des vertiges, ou une sorte d'ivresse créosotée, ou des malaises et de la lassitude.

Il ne faut pas insister chez ces malades, il ne faut pas essayer de donner des doses ordinaires.

Il faut déplorer le résultat et tâcher de remplacer la créosote par autre chose.

Il faut essayer cependant de faire tolérer la créosote à ces malades.

Ordinairement ces malades sont des artério-scléreux, dont les tissus réagissent peu et mal. A ces malades il faut donner de petites doses de créosote, 20 à 30 gouttes par jour, et rester toujours dans la limite de la dose tolérée.

Toutefois un malade réfractaire à la créosote peut, dans la suite, être tolérant.

2° Pour *les malades qui acceptent la créosote* les résultats sont bien différents.

La créosote prudemment administrée, en débutant à une très petite dose, est tolérée d'une façon complète.

Les malades augmentent de 5 gouttes par jour et arrivent à supporter une dose de 100 à 150 gouttes tous les jours.

Il arrive que des malades augmentent progressivement jusqu'à 200 gouttes de créosote par jour, sans incident dans cette progression.

Plus souvent cette progression croissante est interrompue, soit par des malaises, un peu de faiblesse, de la fatigue, de la courbature. La science du praticien doit y suppléer, la dose doit être diminuée, et l'on doit recommencer la progression par de petites doses.

Chaque fois que de nouveaux symptômes d'intolérance se montrent, on recommence la progression par la petite dose de 20 gouttes de créosote.

D'autres fois le malade prenant 100 à 150 gouttes de créosote par jour, soit 3 à 4 grammes par jour, l'intolérance se manifeste au bout d'un certain temps, quinze jours, un mois, ou davantage.

Il est bon de se reposer de créosote, de la supprimer complétement pendant 8 ou 15 jours, puis le malade reprend la créosote en débutant toujours par de petites doses et en suivant la même progression.

Quand le malade a de la fièvre, la créosote n'est pas tolérée, les urines sont noires, la créosote doit être diminuée et donnée à petites doses.

Mais la bonne créosote bien administrée ne fait jamais de mal à l'estomac, elle n'entrave jamais la digestion, elle ne supprime pas l'appétit, au contraire.

La créosote supprime les douleurs d'estomac, au bout de quelques jours d'usage. La bonne créosote est un apéritif qui donne faim au malade, c'est un stimulant léger de la fonction de la digestion, et les malades qui usent de la créosote sentent au bout de quelques jours l'appétit revenir et la digestion être meilleure.

§ 2. — *De la mauvaise créosote.*

On trouve sous le nom de créosote, dans le commerce, un produit de qualité déplorable, qui est un véritable poison pour l'organisme.

Cette mauvaise créosote est caustique, elle cautérise et détruit la muqueuse comme le ferait un acide.

Elle donne une gastrite persistante, suite de ces cautérisations renouvelées ; elle donne de la gastralgie, de l'inappétence, de la dyspepsie.

C'est un véritable poison qu'il faut jeter, et je comprends que les malades qui ont pris quelquefois de ce poison étiqueté créosote, aient une répulsion insurmontable pour la créosote.

Aussi je m'assure toujours que la créosote est de bonne qualité, qu'elle porte la marque du fabricant, et je tiens à le constater de mes propres yeux.

II. — QUALITÉ DE LA CRÉOSOTE.

La créosote doit être de bonne qualité.

Nous ne parlerons plus de la mauvaise créosote, poison caustique et pernicieux qui doit être jeté, et cependant il faut savoir qu'il en existe chez le pharmacien, pour se mettre en garde contre les dangers qu'elle fait courir aux malades.

La créosote peut être de différentes qualités, car le principe actif de la créosote, le gaïacol, se trouve en quantité plus ou moins grande.

Dans le commerce l'on trouve de la créosote à 25 pour 100 de gaïacol, de la créosote à 20 pour 100 de gaïacol, de la créosote de 6 à 10 pour 100 de gaïacol, d'où trois qualités de créosote.

Il est bien évident que le pharmacien donnera toujours de la créosote bon marché, la plus pauvre en gaïacol, en affirmant que c'est la meilleure et qu'il n'y en a pas de supérieure.

Le pharmacien est un commerçant auquel il ne faut demander que ce qu'il peut donner.

Mais il faut prendre ses mesures pour avoir de la qualité irréprochable.

En effet, la créosote pauvre en gaïacol a un effet peu marqué, elle n'est pas assez active, les résultats ne sont pas satisfaisants, cette créosote ne tarit pas l'expectoration rapidement, elle donne plus facilement lieu à des symptômes d'intolérance, c'est de la créosote médiocre.

La créosote à 25 pour 100 de gaïacol est puissante, ses effets se constatent dans l'espace de quelques jours, l'expectoration tarit rapidement, et les signes d'intolérance sont bien moins fréquents. C'est le médicament merveilleux, c'est celle que j'appelle la bonne créosote.

Je pense que si tous les praticiens n'avaient eu affaire qu'à de la bonne créosote, cet agent serait mieux connu, mieux apprécié, et universellement accepté.

Pour avoir de la bonne créosote, il faut indiquer le fabricant, et exiger qu'elle porte l'étiquette du fabricant.

J'ai adopté la créosote de la maison Frère, créosote baptisée créosote alpha, je l'ai adoptée parce que sa composition est constante, toujours la même, qu'elle est très riche en gaïacol, et que je puis en vérifier l'origine.

J'exige que la créosote soit donnée dans le flacon du fabricant, non débouché, et je me fais porter ce flacon, pour constater que la créosote est bien de la marque demandée. Quand la créosote ne porte pas la marque du fabricant, je la fais jeter, je suis sûr qu'elle est de qualité médiocre.

Il faut se mettre en garde, pendant toute la durée du traitement, contre la fraude suivante : Le pharmacien met de la créosote vulgaire, médiocre ou même mauvaise dans le flacon vide que lui remet le malade et qui porte l'étiquette de la bonne créosote.

Il faut prévenir le malade contre cette ruse, et pour cela lui expliquer la différence de la bonne et de la mauvaise créosote, les avantages de la bonne créosote, les inconvénients de la mauvaise créosote.

Pour me mettre à l'abri de tromperie sur la qualité et

même la quantité, je fais prendre la créosote en nature chez le pharmacien, et je fais faire la préparation par le malade.

Le malade compte lui même chaque jour les gouttes de créosote qu'il va prendre. De cette façon je suis sûr de la qualité de la créosote et de la quantité qui est prise.

C'est pour ce motif que je ne formule pas de créosote dans la glycérine ou dans l'huile de foie de morue, certain que la qualité de la créosote sera médiocre, et que la quantité en sera inconnue.

Il existe dans le commerce des créosotes plus concentrées, possédant une proportion plus grande de gaïacol. Mais par une déviation d'appellation commerciale inutile a approfondir, ces créosotes sont appelées gaïacol.

Pour se servir du terme commercial il faut les appeler :

Gaïacol à 60 pour 100, d'Adrian.
Gaïacol à 80 pour 100, d'Adrian.

Ces produits sont de la créosote renfermant 60 pour 100 ou 80 pour 100 de gaïacol. La créosote étant le véhicule liquide le plus naturel pour le gaïacol, corps solide.

Il faut formuler :

Gaïacol à 80 pour 100.

30 grammes en un flacon, sous le cachet et l'étiquette d'Adrian.

Ces créosotes ou gaïacol à 80 pour 100 se donnent aux mêmes doses progressives que la créosote à 25 pour 100.

III. — DES BONS EFFETS DE LA CRÉOSOTE.

Action de la créosote :

1° La créosote tarit l'expectoration, la créosote supprime les crachats, voilà le rôle principal de la créosote dans le traitement.

2° Comme rôle accessoire, la créosote ouvre l'appétit, facilite la digestion et fait digérer.

1° La créosote supprime l'expectoration.

Le fait demande quelque temps pour se produire, mais sous l'influence du traitement créosoté, l'abondance des crachats tuberculeux diminue, et ils arrivent même à être supprimés.

La quantité de crachats expectorés peut être expliquée par le contenu. Les comparaisons suivantes facilitent la mesure des crachats.

Le malade crache un plein crachoir, puis un demi-crachoir, puis une tasse à café, puis une demi-tasse, puis un coquetier, puis un dé à coudre, puis rien.

Voilà la gradation descendante qui mesure la quantité de crachats.

Les crachats et la quantité de crachats sont le critérium de la maladie.

On peut dire que la violence de la maladie est proportionnée aux crachats.

Le malade qui crache beaucoup, un plein crachoir, est en danger.

Le malade qui crache peu, un dé à coudre, va bien et ne court aucun danger.

Cependant ce critérium a besoin d'être contrôlé par l'auscultation. Certaines formes de tuberculose sérieuse donnent une expectoration très peu abondante.

Puisque la créosote supprime l'expectoration, son action bienfaisante est indéniable.

Les crachats sont formés des éléments nobles de l'organisme, globules blancs, cellules phagocytes, cellules du poumon, sels, phosphates.

L'expectoration est cause chaque jour d'une déperdition considérable de certains éléments, chaque jour les mêmes. Aussi le malade épuisé par cette déperdition, maigrit et devient phtysique. L'alimentation ne peut suffire à réparer les pertes de l'organisme.

La créosote tarit l'expectoration.

Là se borne le rôle de la créosote, dans la majorité des cas.

L'expectoration supprimée, il reste la graine de la maladie dans les poumons, graine prête à germer et à reproduire toute la maladie dès que la lutte cesse.

La créosote ne peut supprimer ces derniers germes, son usage continu empêche la maladie de grandir, mais n'aboutit pas à la guérison définitive, constituée, consolidée.

Cependant il est des cas qui peuvent guérir complètement par l'emploi de la créosote seule, l'hygiène et l'alimentation font le reste, ce sont des exceptions.

Il est prudent de ne pas compter sur ce seul agent, mais il serait coupable de se priver de ses bienfaits et de son action puissante quand le malade tolère la créosote.

La créosote est un médicament pulmonaire qui favorise la sécrétion du poumon. Par la créosote les germes de tuberculose sont éliminés. Par la créosote l'organisme est débarrassé des germes tuberculeux.

Pour me servir d'une comparaison, la créosote fait la part du feu.

Le rôle accessoire de la créosote est de favoriser l'alimentation.

Au bout de quelques jours, le malade sent l'appétit revenir la digestion est meilleure et les douleurs d'estomac disparaissent.

La créosote est un analgésique qui calme la douleur de l'estomac.

C'est un antiseptique qui assure l'antiseptie de l'estomac, c'est un topique excellent pour calmer la congestion muqueuse de la gastrite, pour panser cette muqueuse.

Pour que ce rôle salutaire soit obtenu, il ne faut pas que la créosote soit introduite dans l'estomac en solution concentrée, il faut qu'elle soit suffisamment diluée.

L'usage prolongé de la créosote prise par l'estomac, fatigue l'estomac, et il est bon de faire reposer l'organe en prenant de la créosote d'une autre façon, par exemple en lavement.

Tout ce qui vient d'être dit se rapporte aussi à la créosote appelée gaïacol à 80 pour 100.

IV. — DE LA DOSE UTILE.

La dose utile, efficace, salutaire est comprise entre 80 et 150 gouttes de créosote par jour, soit entre 2 et 5 grammes par jour.

La dose moyenne utile est de 100 gouttes de créosote par jour.

Il faut bien se garder de débuter par ces doses. Elles ne seraient pas tolérées. L'organisme a besoin de s'habituer à ces fortes doses journalières par une série de doses de plus en plus élevées.

La progression peut être plus ou moins rapide ; elle peut se rattacher à trois types.

La progression rapide, qui consiste à augmenter la dose prise, de 10 gouttes de créosote chaque jour (soit, 0,25 centigr.).

La progression moyenne qui consiste à augmenter la dose de 5 gouttes par jour (soit 0,125 milligr.).

La progression lente qui consite à augmenter la dose de 2 gouttes par jour (soit 0,05 centigr.).

Le gramme de créosote contient 43 gouttes, en théorie. Pour transformer les gouttes en poids, il est commode et sans inconvénient de compter 40 gouttes de créosote au gramme.

Dose de début. — Les signes d'intolérance se montrent chez certaines personnes à la dose de 20 à 30 gouttes. Il est donc prudent de débuter par 20 gouttes par jour, et si l'on soupçonne l'intolérance rapide, par suite d'artério-sclérose, ou chez les cachectisés, il est prudent de débuter exceptionnellement par 10 gouttes.

§ 1. — *Progression rapide*, par 10 gouttes par jour.

La dose initiale est de 20 gouttes, et chaque jour la dose augmentée de 10 gouttes donne les doses de 30, 40, 50, 60, 70, 80, 90, et 100 gouttes.

Dans les cas pressés, quand il n'y a pas de fièvre, quand l'amaigrissement n'est pas trop accusé, quand la cachexie n'est pas prononcée, quand l'expectoration est abondante, et surtout quand le malade peut être surveillé par le médecin cette progression est excellente.

On arrive en huit jours à la dose efficace, salutaire, puissante, et en huit jours le malade bénéficie du traitement créosoté.

La marche à suivre est de continuer la progression, tant que la tolérance existe, pour avoir la dose individuelle.

En effet, à un certain moment de la progression, correspond une amélioration remarquable traduite à l'oreille par l'auscultation. Les signes musicaux disparaissent, et il ne reste plus que quelque rare son discret, isolé, modeste et petit.

Ce changement qui témoigne de l'efficacité de la créosote, indique que la dose du jour, ainsi que la dose des deux ou trois jours précédents, forment la dose efficace pour le malade, la dose propre au malade, c'est pour cela que je l'appelle la *dose individuelle*.

Si la progression augmente, on arrive à la *dose maximum*, il est bon de la connaître et de la fixer chez chaque malade, pour ne pas l'atteindre et rester toujours au-dessous de cette dose maximum.

J'estime que l'usage prolongé de la dose maximum fatigue l'organisme. Cette dose maximum est très efficace et salutaire pour les poumons, elle est nuisible pour l'organisme qu'elle fatigue. Les poumons, n'en tirent pas un bénéfice bien évident.

Au-dessus d'une certaine dose, la créosote ne peut rien. Saturer l'organisme de créosote, ne donne pas de résultats meilleurs que la dose individuelle.

Cette dose individuelle se trouve ordinairement comprise entre 80 et 150 gouttes, soit entre 2 et 5 grammes.

La dose individuelle trouvée, il faut la prolonger tant que

le malade peut la supporter, sans interruption, un mois, deux mois, trois mois.

En effet, la créosote agissant au jour le jour, dès qu'elle est supprimée, la maladie reprend son essort. Cet essort cependant est lent dans le début. Un malade qui a pris trois mois de la créosote, dont l'expectoration est tarie, qui ne crache qu'un dé chaque matin, peut rester quinze jours sans créosote, et conserver un état stationnaire. Mais s'il reste longtemps sans créosote, les germes se reproduisent et envahissent peu à peu leurs anciens domaines, plus ou moins vite, suivant q'ils sont favorisés par le froid, ou qu'ils sont entravés par l'alimentation et l'hygiène.

Il est bon de proportionner la dose de créosote à la quantité des crachats.

Beaucoup de crachats, beaucoup de créosote.

Peu de crachats, peu de créosote.

Pas de crachats, pas de créosote.

Cependant dans certains cas de tuberculose torpide ou exceptionnellement il n'existe pas ou presque pas de crachats, la créosote à dose active de 80 à 150 gouttes donne d'excellents résultats.

§ 2. — *Progression ordinaire, moyenne, par 5 gouttes.*

Le malade est rarement observé tous les deux jours, quelquefois il n'est vu que tous les huit jours. Il est prudent d'augmenter lentement la créosote, de cinq gouttes par jour.

La dose du début étant 15 gouttes, le malade prendra chaque jour les doses successives de 20, 25, 30, 35, 40, 45, 50, 55, 60, 65, 70, 75, 80, 85, 90, 95, 100 gouttes.

Il mettra 18 jours à arriver à 100 gouttes.

Si dans l'intervalle, quelque signe d'intolérance se montre, la créosote n'aura pas le temps d'être poussée à dose nuisible.

La dose individuelle peut être mieux observée, et l'accoutumance à la créosote s'établit mieux.

C'est cette progression qui est la plus employée et la plus pratique.

§ 3. — *Progression lente,* par deux gouttes par jour.

Il est bon d'user de cette progression chez les intolérents, qui ne supportent pas la créosote.

Chez ces malades les doses de 20 et 30 gouttes de créosote déterminent des accidents d'intolérances, urines noires, vertiges, faiblesses, courbatures, frissons.

Il ne faut pas insister, mais il faut faire l'éducation de l'organisme à la créosote, il faut entraîner l'organisme à supporter la créosote.

Pour cela débuter par 2 gouttes par jour, et augmenter de 2 gouttes chaque jour.

Le malade prendra ainsi les doses de 2, 4, 6, 8, 10, 12, 14, 16, 18, 20, 22, 24, 26, 28, 30 gouttes.

Dès que l'intolérance se produit, on recommence la progression par le commencement, c'est-à-dire par 2 gouttes.

Dans toutes les progressions, par 10 gouttes, 5 gouttes ou 2 gouttes, dès que l'intolérance se produit, il faut diminuer la dose. On peut diminuer la dose de quelques gouttes et continuer une dose journalière toujours égale.

On peut aussi revenir à la dose primitive, et augmenter chaque jour de 5 à 10 gouttes jusqu'à ce qu'on arrive à la dose non tolérée.

Aux approches de la dose non tolérée, il faut augmenter doucement et prendre la progression par 2 gouttes.

Exemple : Si l'intolérance a lieu à 80 gouttes.

1° Le malade pourra prendre 50 gouttes par jour plusieurs jours de suite, soit quinze jours, et au bout de ces quinze jours, on essaiera d'augmenter la dose de 5 gouttes par jour. Quelquefois l'intolérance persiste à la même dose, 80 gouttes dans l'exemple actuel, d'autres fois l'intolérance est reculée, et la dose prise peut être augmentée.

2° L'intolérance ayant lieu à 80 gouttes, le malade recommence à prendre 15 gouttes de créosote en augmentant de 5 gouttes par jour.

Chaque fois que l'intolérance a lieu, le malade recommence la progression par la dose de 15 gouttes.

Les différentes progressions peuvent être choisies.

La progression de 10 gouttes quand la tolérance est au-dessus de 100 gouttes.

La progression de 5 gouttes quand la tolérance est au-dessus de 50 gouttes.

La progression par 2 gouttes quand la tolérance est au-dessous de 50 gouttes, alors la tolérance n'existe pas pour ainsi dire.

L'organisme a besoin de se reposer à certains moments du traitement créosoté. Ce repos de l'organisme est nécessaire et n'est pas une raison pour se priver de la créosote.

L'organisme se repose quinze jours au moins et la créosote peut être reprise.

La créosote appelée gaïacol à 80 pour 100, se donne à la même dose de début, en usant des mêmes progressions.

Toutefois, comme le produit est plus riche en principe actif, le gaïacol, on peut porter la dose journalière à 80 ou 100 gouttes seulement de gaïacol à 80 pour 100.

V. — INCONVÉNIENTS DE LA CRÉOSOTE.

La créosote bien maniée n'a pas d'inconvénients.

Comme tous les médicaments, la créosote donne lieu à des signes d'intolérance, de répulsion de la part de l'organisme, mais elle n'offre pas de danger qui puisse la faire rejeter.

La créosote sagement donnée ne donne lieu à aucun ennui.

La créosote mal administrée fera mal. Mais il en est de même de tout, il en est de même de l'alimentation qui, mal conduite, produit les indigestions.

Si vous donnez le premier jour, comme première dose, 100 ou 200 gouttes de créosote il est évident que le malade en subira de mauvais effets.

Mais les règles de l'accoutumance sont violées, et le fait est prévu, le fait ne supprime pas les bons effets que l'on peut tirer de la créosote bien maniée.

Il faut tenir compte :

I. De la tolérance individuelle.

II. De l'accoutumance.

III. De la façon dont est donnée la créosote.

§ I. — *Tolérance individuelle.*

Elle est variable.

1° Les uns supportent la créosote très bien, à forte dose, en augmentant rapidement, et ne présentent jamais aucun signe même léger d'intolérance.

2° Les autres pour de très petites doses présentent des signes d'intolérance.

La sagesse du médecin doit recueillir ces signes, pour en tirer l'enseignement et la conduite à tenir.

RÈGLE : *Dès qu'un signe d'intolérance se produit, supprimer la créosote.*

Cette règle un peu absolue et un peu sévère peut être atténuée. Le plus souvent on peut diminuer la dose de créosote de moitié, chez les malades qui supportent de fortes doses de créosote chaque jour.

L'intolérance peut être passagère. Chez un malade qui prend depuis plusieurs jours de la créosote à la forte dose, de 100 à 150 gouttes par jour, l'intolérance s'établit, elle peut tenir à deux causes.

1° Le fait tient à un accès de fièvre passager, qui souvent est dû à une angine. Quelquefois à une invasion de l'organisme par des germes pathogènes de la suppuration de la pneumonie, de la grippe ou autres. Les tuberculeux sont très sensibles au froid, ils ont une poussée aiguë inflammatoire très facilement, et le symptôme *Fièvre* s'accompagne d'intolérance de la créosote, traduite par les urines noires.

L'intolérance à la créosote est due surtout à la fièvre non tuberculeuse, traduite par une température élevée au-dessus de 39° et 40°, température extra-tuberculeuse. La fièvre tuberculeuse qui se traduit par une température de 37 à 38, 6, permet le plus souvent l'usage utile et avantageux de la créosote.

Dans le cas de fièvre et intolérance il est bon de cesser la créosote complètement pour la reprendre dès que la fièvre sera passée.

2° Chez le malade qui prend chaque jour de fortes doses de créosote, au bout de quelque temps survient du dégoût de la créosote ou différents signes d'intolérance, courbature, frissons, souvent des vertiges, l'ivresse créosotée.

Dans ce cas l'organisme a besoin de se reposer, il est bon de cesser complètement la créosote pendant quelques jours, huit ou quinze jours. Puis on recommence l'usage de la créosote par la dose initiale de 10 gouttes et en augmentant de 5 gouttes par jour.

Chez les malades intolérants à la créosote, dès le début, la prudence du médecin doit habituer l'organisme à tolérer cette créosote.

Il ne faut rien espérer du traitement créosoté chez ces malades, c'est un malheur, car l'action bienfaisante de la créosote n'est pas la même que celle du tannin et de l'huile de foie de morue.

Comme consolation, il arrive souvent que ces organismes sont beaucoup plus sensibles à l'action du tannin et des phosphates.

Chez ces intolérants à la créosote, il faut savoir donner de petites doses de 10 à 20 gouttes de créosote par jour, avec de la persévérance, l'accoutumance s'établit à la longue chez quelques-uns.

§ II. — *Accoutumance.*

En prenant l'ensemble des malades, en raisonnant sur la majorité des cas, la créosote doit être donnée progressivement, de façon à ce que l'organisme s'y habitue.

Tel organisme qui au début ne pourrait supporter comme

première dose 100 gouttes de créosote, et s'en trouverait très mal, peut, au bout de huit jours, en augmentant la dose journalière de 10 gouttes par jour, supporter très bien cette dose de 100 gouttes de créosote et en retirer d'excellents effets.

Le fait de l'accoutumance et connu et existe pour d'autres médicaments, notamment la morphine. Tel malade qui, la première fois, aura des signes d'intolérance pour un centigramme de morphine, par suite de l'accoutumance peut prendre des doses dix fois plus fortes chaque jour.

En observant le malade, en allant au devant des signes d'intolérance, le médecin les prévoit alors qu'ils sont légers et inoffensifs.

Ces signes d'intolérances sont variables.

1° *Urines noires.* Le signe d'intolérance le plus fréquent, le plus banal, le plus facile à reconnaitre, celui que les malades peuvent constater eux-mêmes se traduit par *les urines noires.*

Urines noires est le signe exagéré de ce mode d'intolérance, les urines sont d'abord couleur thé léger, puis couleur thé foncé, puis couleur brun sale, puis ont réellement une teinte noire.

Dans l'ensemble de la teinte les urines ont la couleur de vieux chêne plus ou moins teinté.

Il faut prévenir le malade.

Dans les premiers jours, chez les malades gravement atteints, il faut que le médecin examine lui-même les urines, car la créosote non tolérée ne fait pas de bien.

Il faut prévenir l'infirmière qui donne les soins au malade, car c'est le signe visible, palpable, souvent le premier a paraître tout seul.

Il faut observer les urines deux heures après leur émission, car les urines deviennent noires seulement au bout d'un certain temps.

2° *Vertige ou ivresse créosotée.* Souvent ce signe paraît le premier, surtout chez les intolérants à la créosote.

L'ivresse peut se montrer quelques instants après que la créosote a été prise.

Elle peut durer plus ou moins longtemps, être très courte, environ cinq minutes, ou durer une demi-heure et plus.

Elle peut se montrer à la suite de la dose minimum de 15 gouttes chez le malade prenant 30 gouttes de créosote par jour.

Elle peut se montrer chez les malades qui prennent 100 à 150 gouttes de créosote par jour, depuis quelques jours. Le fait indique que la dose prise chaque jour est un peu trop forte, et dépasse la dose individuelle.

Il est bon dans ce cas de se reposer quelques jours (quatre à huit jours), de recommencer l'usage de la créosote par la progression moyenne de 5 gouttes et de s'arrêter à 20 ou 30 gouttes au-dessous de la dose dont l'usage journalier n'est pas toléré.

Si le malade prenait 150 gouttes de créosote par jour, n'en donner que 120.

Si le malade prenait 120 gouttes de créosote par jour, n'en donner que 100.

Si le malade ne prenait que 100 gouttes par jour, n'en donner que 80.

Dans ces cas d'intolérance, pour conserver la bonne dose de 100 gouttes qui est la dose salutaire, on peut prendre 100 gouttes de créosote un jour sur deux. Ou bien sur deux jours, un jour prendre 100 gouttes, le jour suivant prendre 50 gouttes, ce qui fait une moyenne journalière de 75 gouttes.

Il ne faut jamais oublier que l'organisme se fatigue de l'usage journalier de la créosote, le fait est régulier, et il faut savoir se reposer dès que l'organisme est fatigué.

3° *Des sueurs* succédant 5 à 7 heures après la prise d'une forte dose de créosote, sont un signe d'intolérance de fâcheux présage. Il dénote que l'organisme ne peut réagir et supporte mal la créosote.

4° *Des coliques* sont quelquefois le signe d'intolérance de la créosote, qu'elle soit prise par l'estomac ou en lavement.

5° De la *courbature*, une faiblesse généralisée, de la lassitude, est un signe assez fréquent d'intolérance à la créosote.

6° De l'*hémophilie*, des tendances aux hémorrhagies, crachements de sang, épistaxis, est un signe d'intolérance à la créosote, mais un signe très rare.

Le malade qui prend de la créosote peut cracher quelques filets de sang, ce sang ne tient pas à la créosote, il tient à quelque cause de congestion du poumon, au froid, à la fatigue, ou à une imprudence.

Les hémorrhagies dues à la créosote sont plus abondantes.

Il est à remarquer que les signes d'intolérance disparaissent dès que l'usage de la créosote est supprimé.

Ces signes d'intolérance ne laissent aucune trace dans la suite.

Albuminurie, maux de reins. La créosote peut occasionner l'albuminurie chez certains reins susceptibles, ou par suite d'une irritation due à un usage prolongé. L'albuminurie créosotée est occasionnée surtout par les mauvaises créosotes.

La créosote peut aussi faire disparaître l'albuminurie tuberculeuse, par conséquent la bonne créosote ne doit pas être écartée sous prétexte qu'il existe avant le traitement de l'albuminurie tuberculeuse.

Cependant il est prudent de cesser pendant quelques jours l'usage de la créosote quand le malade accuse des maux de reins.

La créosote s'élimine par le rein et son passage continu et prolongé peut irriter le tissu du rein.

Aussi, quand on administre la créosote, il faut examiner les urines du malade tous les huit jours pour rechercher l'albumine.

Il est évident qu'il faut supprimer l'usage de la créosote dès qu'elle provoque des traces d'albumine.

Le gaïacol à 80 pour 100 paraît plus apte à favoriser l'apparition d'albumine dans l'urine.

Tous ces signes d'intolérance s'appliquent aussi à la créosote appelée gaïacol à 80 pour 100.

VI. — CRÉOSOTE PAR L'ESTOMAC.

La créosote se prend :

1° Par l'estomac.

2° En lavements.

3° Sous la peau.

I. — Créosote par l'estomac.

Plusieurs préparations existent, qu'il faut connaître pour les indiquer au malade.

La créosote prise par l'estomac est la manière la plus souvent choisie parmi les malades. C'est la façon pratique et commode de prendre la créosote.

La créosote doit être diluée dans une certaine quantité de liquide, et comme elle n'est pas soluble dans l'eau, on favorise sa solution au moyen de la glycérine ou de l'alcool.

La préparation de créosote faite de la sorte peut s'appeler un grog.

1° Le grog créosoté se prépare ainsi. :

Prendre vingt gouttes de créosote dans un verre.

Ajouter une cuillerée à dessert de glycérine (soit 10 gr. de glycérine.)

Remuer jusqu'à dissolution (une demi-minute,)

Ajouter un verre de lait ou d'eau sucré, ou d'eau vineuse ou de café ou tout autre boisson agréable au malade.

Le grog doit être pris chaud, les boissons chaudes étant salutaires à l'organisme. Les boissons froides sont nuisibles au tuberculeux.

Un verre d'eau froide est pernicieux pour le tuberculeux.

Cependant comme ce grog chaud n'est pas agréable, parce qu'il est chaud, on peut le prendre à la température de la chambre.

2° La glycérine peut être remplacée par de l'alcool et le grog se prépare ainsi :

Prendre 20 gouttes de créosote.

Ajouter deux cuillerées à café d'eau-de-vie de cognac, ou de rhum, ou de kirsch.

Remuer jusqu'à dissolution (une demi-minute).

Ajouter un verre de lait ou d'eau sucrée, ou de café, ou de boisson agréable au malade, de préférence chaude ou tiède.

L'alcool est dangereux pour l'estomac, et pour l'organisme du tuberculeux. Il est prudent de s'en abstenir. L'alcool est un poison hépatique. Non seulement la digestion est entravée par l'alcool, mais les tissus sont sclérosés, et réagissent mal, sous l'influence de l'alcool.

L'alcoolique tuberculeux est bien difficile à guérir. Il ne peut guérir s'il continue à boire.

Pour ces motifs je préfère la glycérine.

3° Certains malades trouvent la préparation trop compliquée et ils la simplifient ainsi :

Prendre un verre de lait, ou d'eau sucrée, ou d'eau vineuse, ou de café, ou autre boisson agréable au malade, de préférence chaude.

Y verser 20 gouttes de créosote.

Remuer vivement.

Boire immédiatement après, pendant que la créosote est en suspension dans le liquide.

Cette façon de prendre la créosote est très pratique et très facile.

Le nombre de gouttes qui peuvent être mises dans un grog varie avec les malades.

La créosote dans un grog lui donne une saveur chaude et un peu âcre à la gorge.

Les palais délicats n'acceptent que 20 gouttes de créosote pour un verre de liquide.

Certains malades, et en grand nombre, peuvent prendre 30 gouttes de créosote dans un verre de boisson.

Certains malades, mais assez rares, mettent jusqu'à 50 gouttes de créosote dans un verre de boisson.

Il est bon de prévenir le malade, car au début, le tuberculeux sentant la saveur chaude et brûlante de la créosote est persuadé que la créosote va lui brûler, lui cautériser l'estomac et il a peur.

4° La créosote peut se prendre dans l'huile de foie de morue, c'est une excellente méthode, qui simplifie le traitement, et qui peut être utilisée, en hiver, à l'exclusion de tout autre.

Une cuillerée d'huile de foie de morue peut recevoir facilement 20 gouttes de créosote.

Certains malades préfèrent prendre l'huile dans un petit verre, le mélange est plus facile à opérer.

Suivant le malade, la cuillerée d'huile de foie de morue peut recevoir un nombre de gouttes plus ou moins grand.

Beaucoup de malades ne peuvent pas dépasser 25 gouttes de créosote par cuillerée d'huile de foie de morue, tandis que quelques-uns peuvent mettre 35 gouttes de créosote dans chaque cuillerée d'huile de foie de morue absorbée.

La créosote mise dans l'huile de foie de morue a l'avantage de faire digérer plus facilement cette huile.

Le nombre de doses. Que la créosote soit prise en grog ou dans l'huile de foie de morue, le nombre de doses prises dans la journée doit être de quatre, c'est le chiffre le plus souvent adopté, c'est le nombre pratique.

Si le malade prend un nombre de doses plus élevé, il se perd dans ce nombre, et ne peut boire toute la journée.

Si le malade préfère un nombre de doses moindre, il est obligé de mettre beaucoup de créosote dans chaque dose.

Plusieurs malades, cependant, préfèrent le nombre de trois doses par jour, nombre qui facilite davantage de prendre l'huile de foie de morue en même temps que la créosote.

Il est bon de donner au malade les détails de son traitement et la progression, par jour, de la créosote à prendre.

Si le malade accepte quatre doses, je lui donne le détail suivant :

Prendre chaque jour quatre doses de créosote, en grog ou dans l'huile de foie de morue, augmenter d'une goutte par jour ou par dose.

Tableau à raison de quatre doses par jour.

1er jour	5 gouttes par dose.		Total 20 gouttes.	
2e	— 6	—	— 24	—
3e	— 7	—	— 28	—
4e	— 8	—	— 32	—
5e	— 9	—	— 36	—
6e	— 10	—	— 40	—
7e	— 11	—	— 44	—
8e	— 12	—	— 48	—
9e	— 13	—	— 52	—
10e	— 14	—	— 56	—
11e	— 15	—	— 60	—
12e	— 16	—	— 64	—
13e	— 17	—	— 68	—
14e	— 18	—	— 72	—
15e	— 19	—	— 76	—
16e	— 20	—	— 80	—
17e	— 21	—	— 84	—
18e	— 22	—	— 88	—
19e	— 23	—	— 92	—
20e	— 24	—	— 96	—
21e	— 25	—	— 100	—

Cette dose de 100 gouttes est la bonne dose qui peut être prise par l'estomac, aussi je ne cherche pas à augmenter. Je recommande au malade arrivé à 100 gouttes de créosote par jour, de continuer la même dose, chaque jour, jusqu'à ce qu'il en ressente quelque incommodité.

La progression est par 4 gouttes de créosote par jour, c'est une progression prudente.

Quand le malade ne veut accepter que trois doses par jour, je lui propose la progression suivante :

Prendre trois doses de créosote par jour en grog ou dans l'huile de foie de morue, en augmentant de deux gouttes par dose et par jour.

Tableau à raison de trois doses par jour.

1er jour	6 gouttes trois fois.	Total 18 gouttes.
2e — 8	—	— 24 —
3e — 10	—	— 30 —
4e — 12	—	— 36 —
5e — 14	—	— 42 —
6e — 16	—	— 48 —
7e — 18	—	— 54 —
8e — 20	—	— 60 —
9e — 22	—	— 66 —
10e — 24	—	— 72 —
11e — 26	—	— 78 —
12e — 28	—	— 84 —
13e — 30	—	— 90 —

La dose de 90 gouttes est convenable et efficace.

Le malade la prolonge jusqu'à ce qu'il en soit incommodé.

S'il peut augmenter le nombre de gouttes prises, il pourra aller jusqu'à 35 gouttes par dose, faisant un total de 105 gouttes par jour. Mais il vaut mieux s'en tenir à la dose de 30 gouttes, car l'estomac s'en accommode mieux. Les doses élevées amènent l'intolérance plus rapidement.

VII. — CRÉOSOTE EN LAVEMENT.

II. — Créosote en lavement.

Plusieurs lavements peuvent être préparés.

Le meilleur lavement est le suivant :

1° Prendre 20 gouttes de créosote.

Ajouter deux cuillerées à bouche d'huile ordinaire, remuer.

Prendre un jaune d'œuf.

Y verser l'huile créosotée en remuant comme pour une mayonnaise.

Ajouter à cette mayonnaise créosotée un verre de lait chaud, en remuant.

Le lavement est prêt et doit être pris aussitôt préparé.

2° Certains malades trouvent l'opération compliquée.

Voici comment ils peuvent s'y prendre :

Mettre 20 gouttes de créosote, deux cuillerées d'huile et un jaune d'œuf ensemble, et remuer une ou deux minutes, ajouter un verre de lait chaud et remuer.

Le lavement est prêt.

3° Certains malades versent directement la créosote dans le lait, remuent, et prennent le lavement.

Cette façon de faire peut être utilisée quand la créosote n'est pas à forte dose, qu'elle ne dépasse pas 50 gouttes.

4° Certains malades font dissoudre la créosote à l'aide de la glycérine ou de l'eau-de-vie (comme pour le grog), et ajoutent du lait chaud ou de l'eau chaude.

On a de la sorte les variétés de lavement :

Créosote	20 gouttes.
Glycérine	20 gr.
Lait chaud	200 gr.

(Recommandé).

5° Créosote	20 gouttes.
Glycérine	20 gr.
Eau chaude. . , ...	200 gr.

6° Créosote	20 gouttes.
Eau-de-vie	15 gr.
Lait chaud	200 gr.

7° Créosote	20 gouttes.
Eau-de-vie	15 gr.
Eau chaude.	200 gr.

Le malade trouvera dans cette variété un lavement pratique et commode.

Le malade augmentera de 5 gouttes de créosote par jour, et on aura la progression suivante :

1ᵉʳ jour	lavement à	20	gouttes.
2ᵉ	—	—	25	—
3ᵉ	—	—	30	—
4ᵉ	—	—	35	—
5ᵉ	—	—	40	—
6ᵉ	—	—	45	—
7ᵉ	—	—	50	—
8ᵉ	—	—	55	—
9ᵉ	—	—	60	—
10ᵉ	—	—	65	—
11ᵉ	—	—	70	—
12ᵉ	—	—	75	—
13ᵉ	—	—	80	—
14ᵉ	—	—	85	—
15ᵉ	—	—	90	—
16ᵉ	—	—	95	—
17ᵉ	—	—	100	—
18ᵉ	—	—	105	—
19ᵉ	—	—	110	—
20ᵉ	—	—	115	—
21ᵉ	—	—	120	—
22ᵉ	—	—	125	—
23ᵉ	—	—	130	—
24ᵉ	—	—	135	—
25ᵉ	—	—	140	—
26ᵉ	—	—	145	—
27ᵉ	—	—	150	—

Le lavement pourra s'en tenir à la dose de 100 à 150 gouttes par jour.

Le lavement avec l'huile, l'œuf et le lait peut faire accepter de fortes doses de créosote, sans signe de refus de la part de l'intestin.

Les lavements avec la glycérine, l'alcool et le lait sont encore très bien supportés.

Les lavements à la glycérine, alcool et eau sont moins bien tolérés par l'intestin quand la créosote est à forte dose.

Les lavements où la créosote est en suspension dans l'eau sont tolérés quand la créosote est à petite dose (50 gouttes); ils ne sont pas tolérés quand la créosote est à forte dose. 100 à 150 gouttes.

Il importe que le lavement soit bien pris pour qu'il soit conservé.

Voici les recommandations à faire au malade :

Prendre le lavement le soir,

    —   étant couché sur le dos,

    —   avant de s'endormir,

    —   très lentement,

    —   avec un irrigateur.

Le lavement pris, le malade peut se retourner sur le côté gauche.

Conserver le lavement jusqu'au lendemain matin.

Le lavement doit être pris chaud ou tiède.

Prendre le lavement le soir, car il pourra être conservé pendant le repos de la nuit, l'activité de la journée pourrait compromettre sa conservation par l'intestin.

Étant couché. — Les muscles insérés au bassin sont au repos, et ne sollicitent pas l'intestin pour se contracter, les muscles abdominaux sont au repos, et ne pressent pas l'intestin pour solliciter son évacuation.

Avant de s'endormir. — Le sommeil supprime l'envie d'aller à la selle qu'occasionne la poussée du lavement.

Très lentement. — L'intestin recevant le lavement très lentement, s'habitue à sa présence et l'accepte. Tandis que le lavement lancé avec force, dilate brusquement l'intestin qui a une tendance à réagir brusquement. Le lavement pris lentement remonte plus facilement dans l'intestin.

Avec un irrigateur. — L'instrument permet de chasser l'air, de modérer la vitesse du jet, en ouvrant à peine le robinet, et de ne pas nécessiter de position incommode.

Se tourner sur le côté gauche.

Le mouvement n'est pas indispensable, mais il favorise la marche du lavement vers la partie plus profonde de l'intestin. Par suite de la pesanteur, le lavement remonte dans l'intestin.

Le lavement est conservé plus facilement.

Le lavement doit toujours être chaud. S'il était froid il déterminerait des coliques, des contractions musculaires et ne serait pas conservé.

La créosote peut être prise en associant les deux méthodes par l'estomac et par l'intestin.

Par l'estomac sont données de petites doses dans la journée, 30 à 50 gouttes, qui sont favorables à la digestion.

Par l'intestin, seront données de fortes doses 100 à 150 gouttes, que l'estomac seul ne pourrait accepter pendant longtemps.

On peut alterner et prendre, un jour 50 gouttes de créosote par l'estomac, le jour suivant, 150 gouttes de créosote en lavement.

Ce qui donne une moyenne de 100 gouttes de créosote par jour.

VIII. — CRÉOSOTE SOUS LA PEAU.

La créosote sous la peau se donne par injections hypodermiques.

La créosote est dissoute dans l'huile, elle peut être associée à l'iodoforme.

Le gaïacol, principe actif de la créosote, peut être employé à la place de la créosote. Il doit être de qualité irréprochable (sous cachet d'Adrian.)

La créosote est en solution dans l'huile, au dixième ou au quinzième.

Il existe des solutions plus fortes au demi.

L'inconvénient de cette méthode, est de ne pas être pratique.

Il faut que le médecin fasse lui-même l'injection.

L'injection est douloureuse.

Elle peut amener des abcès quand il se glisse un germe de la suppuration.

L'injection se fait avec une seringue contenant 10 à 15 centimètres cubes, et dont le piston est en pas de vis.

De la sorte, l'injection peut être faite lentement, et par un mouvement continu.

L'injection peut être faite avec un appareil à pression continue au moyen de l'air refoulé par une pompe, la pression étant mesurée par un manomètre.

Il est si facile de donner la créosote par l'estomac ou en lavement, qu'il paraît inutile de vouloir commencer par les injections hypodermiques.

Toutefois, dans certains cas, les injections sous-cutanées d'huile créosotée rendront des services que ne pourront pas rendre la créosote en lavement ou par l'estomac.

L'injection d'huile créosotée se fait aux points d'élection, plis fessiers, fesse et dos.

Il faut laver la peau avec de l'alcool pour la nettoyer (alcool camphré ou eau de Cologne.)

Il faut flamber l'aiguille pour la purifier.

L'injection avec la seringue de 15 centimètres cubes, dure de deux à cinq minutes suivant, la patience de l'opérateur.

L'injection avec l'appareil à pression continue dure de vingt minutes à deux heures, soit une durée moyenne de une heure, pour trente grammes d'huile créosotée au 1/15, soit 2 grammes de créosote.

Si l'injection est rapide, on peut injecter dans une heure cinquante grammes d'huile créosote au quinzième, soit un peu plus de 3 gr. de créosote.

L'injection d'huile créosotée agit non seulement par la créosote, mais encore par l'huile qu'elle déverse dans l'organisme et qui sert d'aliment.

Dans certains cas, assez rares, l'injection d'huile créosotée est le seul moyen accepté par le malade.

L'injection d'huile créosotée agit également comme stimulant, toute injection hypodermique est un agent stimulant et tonique.

IX. — SUCCÉDANNÉS DE LA CRÉOSOTE.

Plusieurs produits peuvent remplacer la créosote.

1° *Gaïacol pur cristallisé non caustique.*

La créosote agit par le gaïacol qu'elle contient.

Donner la créosote est une façon pratique et commode de donner le gaïacol.

Le gaïacol est le principe le plus actif de la créosote, il est donc logique de donner le gaïacol à la place de la créosote.

Le gaïacol est difficile à vérifier, et son administration est plus délicate que celle de la créosote.

Le gaïacol employé doit être du gaïacol pur, cristallisé, non caustique.

On peut le donner à la dose de 0,1 décigramme à 1 gramme par jour progressivement. On peut élever la dose jusqu'à 2 grammes par jour.

Le gaïacol, peut se donner comme la créosote par l'estomac, en lavement, ou en injection sous la peau.

Formule :

Gaïacol pur cristallisé.

Un flacon de 30 grammes sous le cachet et l'étiquette d'Adrian.

Prendre un cristal de la grosseur d'un pois ou d'un haricot, le faire fondre dans du lait chaud, remuer et boire.

Autre formule :

Gaïacol pur cristallisé (d'Adrian). .   30 gr.
Glycérine ou sirop . . . .   500 gr.
Eau . . . .   100 gr.
Hypophosphite de soude . . . . .   15 gr.

Une cuillerée à café dans un verre de lait chaud ou dans tout autre boisson.

La cuillerée à café contient environ 0,2 à 0,3 décigr. de gaïacol; on peut augmenter progressivement les doses journalières jusqu'à deux cuillerées à bouche par jour.

Quand les fortes doses de créosote ne sont pas nécessaires, on peut donner le gaïacol en capsules.

2° *Carbonate de créosote.*

C'est une préparation très bien tolérée, mais qui est d'un prix élevé; ce produit n'a pas une odeur aussi désagréable que celle de la créosote, il agit par le carbonate de gaïacol qu'il contient, et on ne peut en vérifier la proportion.

3° *Carbonate de Gaïacol.*

Excellent produit que l'on peut donner en cachets. Il coûte très cher.

4° *Phosphate de gaïacol.*

Excellent produit que l'on peut donner en cachets et qui a l'avantage d'être un sel phosphoré.

Pour un cachet :

Tannin à l'alcool chimiquement pur (de Merck). . . 0 5 décigr.
Phosphate ou carbonate de gaïacol . . . . 0 5   —
Glycérophosphate de chaux. . . . . 0 3   —

On peut choisir, pour le cachet, les glycérophosphates ou les hypophosphites.

Prendre un cachet après chaque repas.

Ces deux produits, phosphate et carbonate de gaïacol, doivent être donnés à la dose de 3 à 5 grammes par jour. Leur prix élevé rend leur emploi peu pratique.

CHAPITRE II.

—

HUILE DE FOIE DE MORUE.

I. Efficacité incontestée. — II. Qualité. — III. Manière de prendre l'huile de foie de morue. — IV. Dose du début. — V. Procédés pour prendre l'huile de foie de morue. — VI. Injection d'huile stérilisée. — VII. Effets de l'huile. — VIII. Comment agit l'huile de foie de morue.

I. — EFFICACITÉ INCONTESTÉE.

Pas une voix ne s'élève pour mettre en doute la puissance de l'huile de foie de morue pour guérir la tuberculose.

Universellement, l'huile de foie de morue est reconnue efficace pour lutter contre la tuberculose et pour la vaincre.

S'il est quelque objection faite, c'est sur la dose à donner et le moment à choisir pour administrer l'huile de foie de morue, objections de détails.

L'huile de foie de morue a sauvé l'existence de millions d'enfants.

Les existences que l'huile de foie de morue a sauvées représentent une nation entière.

Cette puissance incontestée pour guérir la tuberculose, l'huile de foie de morue la possède seule aussi complète.

L'huile de foie de morue est le seul agent qui soit universellement accepté sans être critiqué.

On ne peut en dire autant de la créosote, du tannin, des phosphates, de la révulsion.

L'huile de foie de morue, à elle seule, peut guérir un très grand nombre de tuberculoses.

II. — QUALITÉ.

L'huile de foie de morue est bonne ou mauvaise; entre les deux il n'y a pas de degrés.

Evidemment il faut prendre de l'huile de foie de morue de bonne qualité, et rejeter complétement l'autre, la mauvaise.

L'huile de foie de morue de bonne qualité est digérée; l'huile de foie de morue de mauvaise qualité n'est pas digérée.

L'huile de foie de morue provient des foies de morues.

Les uns sont frais c'est-à-dire conservés, non corrompus, non faisandés. Ils donnent de la bonne huile.

Les autres sont corrompus, ou au moins altérés par le temps, faisandés; ils donnent de la mauvaise huile destinée aux tanneurs.

Les fabricants font un choix entre les foies conservés frais et les foies corrompus. Ils préparent l'huile des foies corrompus, et la lancent à bas prix sur le marché, en annonçant une hausse prochaine, de cette façon la mauvaise huile est vite écoulée.

La bonne huile se prépare avec les foies frais de morue.

Parmi ces foies frais, les uns sont blancs. Ils sont soigneusement séparés, et l'on prépare avec eux une huile de foie de morue blanche, de couleur blanc verdâtre, très facile à prendre.

Cette huile est naturelle, vierge, c'est-à-dire qu'elle n'est pas purifiée par la vapeur, elle est de bonne qualité.

Parmi ces foies frais, les autres sont colorés, foncés. Ils donnent une huile jaune.

L'huile se retire des foies par la pression. En exprimant ou en pressant les foies, on en fait sortir l'huile qu'ils renferment.

Une première pression, produite par la pesanteur des

foies empilés les uns sur les autres dans une cuve, donne de l'huile blonde.

Une deuxième pression modérée, faite au moyen d'une presse faite exprès, donne l'huile de foie de morue ordinaire, ambrée ou fauve.

Une troisième pression, faite au moyen de la même presse, mais plus puissante, exprime toute l'huile qui peut être enlevée des foies, et donne l'huile brune.

L'huile de foie de morue blanche, blonde, ambrée ou brune peut être de bonne qualité.

Ce n'est pas la couleur de l'huile qui en traduit la qualité.

L'huile de foie de morue brune, de bonne qualité, peut être aussi bien supportée que l'ambrée et la blonde.

Mais quand l'huile de foie de morue est de mauvaise qualité, elle contient des produits indigestes, nuisibles, et la brune en contient plus que la blonde, par conséquent elle sera plus nuisible que la blonde.

L'huile de foie de morue peut être encore de mauvaise qualité parce qu'elle est rance. Elle a été exposée à l'air, et l'oxygène y a déterminé des produits nouveaux, étrangers et nuisibles; l'huile rance n'est plus de bonne qualité.

Cette huile rance doit être rejetée comme l'huile provenant de foies faisandés.

L'huile de foie de morue doit être mise dans des bouteilles bien sèches. L'eau ajoutée à l'huile de morue, même en petite quantité, est cause de trouble et d'altération de l'huile.

On purifie l'huile de foie de morue de mauvaise qualité, qu'elle provienne de foies avariés ou qu'elle soit devenue rance.

La purification se fait au moyen de la vapeur qui, passant dans l'huile, entraîne tout ce qui n'est pas huile, et laisse le corps gras.

Cette huile est de l'huile de foie de morue blanche purifiée à la vapeur. Elle n'a pas les mêmes propriétés que l'huile de foie de morue naturelle. Elle ne renferme pas les produits chimiques ou alcaloïdes provenant du foie et qui donnent, à l'huile de foie de morue, sa supériorité sur les autres huiles de poisson. La chaleur enlève à l'huile de foie de morue ses propriétés coagulantes, et son action particulière. Cette huile de foie de morue purifiée par la vapeur, n'est plus de l'huile vierge.

Toutefois, cette huile de foie de morue purifiée par la vapeur est un corps gras, qui ne peut être que très utile et qui peut être employée à défaut d'huile de foie de morue naturelle.

III. — MANIÈRE DE PRENDRE L'HUILE DE FOIE DE MORUE.

L'huile de foie de morue sera prise comme il plaira au malade, en une fois ou en plusieurs fois, avant ou après avoir mangé, à jeun ou non, le matin, l'après midi ou le soir.

L'important est que l'huile de foie de morue soit prise chaque jour par le malade, et soit tolérée.

Le nécessaire, c'est que l'huile de foie de morue soit prise et soit digérée.

La dose louable est de 4 petits verres par jour, soit six à huit cuillerées à bouche par jour, soit deux verres à bordeaux par jour, soit environ 100 grammes par jour.

Deux méthodes :

1° L'huile de foie de morue est prise en une seule fois.

2° L'huile de foie de morue est prise en plusieurs fois.

§ I. — 1ʳᵉ méthode.

L'huile de foie de morue est prise en une seule fois dans la journée.

Elle est prise le plus souvent le matin, vers 7 ou 8 heures, avant le premier déjeuner composé de lait, ou d'une préparation à base de lait, chocolat ou café au lait.

Le lait pris après l'huile de foie de morue en facilite grandement la digestion.

D'autres fois l'huile de foie de morue est prise le soir, avant ou après le repas du soir.

Pour faciliter la digestion de l'huile de foie morue, on use de certains moyens.

1° Quand on a pris un verre à bordeaux d'huile de foie de morue, à jeun, il est avantageux de se coucher sur le côté droit. L'huile qui se trouve dans l'estomac, chemine dans l'entonnoir que forme l'estomac, pour aboutir à l'intestin, par l'intermédiaire du pylore. Le pylore quoique fermé, ne peut empêcher l'huile de passer et de s'insinuer petit à petit à travers son orifice.

Il faut rester couché 15 à 20 minutes sur le côté droit, pour permettre à l'huile de passer de l'estomac dans l'intestin.

2° D'autres fois, quand on a pris un verre à bordeaux d'huile de foie de morue, un bon moyen pour la digérer est de faire une promenade.

C'est avec les jambes que l'on digère l'huile de foie de morue.

C'est grâce à l'exercice musculaire que l'on active les échanges nutritifs, dans les muscles, dans tous les tissus, et que l'assimilation de l'huile de foie de morue est mieux préparée.

L'exercice ne doit jamais aller jusqu'à la fatigue.

3° Certains malades préfèrent prendre l'huile de foie de morue en mangeant, les uns la prennent immédiatement avant un repas, les autres la prennent immédiatement après le repas, ou encore au milieu du repas.

Chacun choisit la manière qui lui paraît la meilleure, chaque manière de faire à ses avantages.

À jeun, l'huile est mieux digérée, plus facilement prise.

En mangeant, l'huile est mélangée aux aliments, elle se digère plus lentement et par suite plus facilement.

Pourvu que l'huile soit digérée, le but recherché est obtenu.

§ II. — 2ᵐᵉ méthode.

L'huile de foie de morue est prise en plusieurs doses par jour.

Le nombre de doses est de deux, de trois ou de quatre par jour, chaque malade adopte l'un de ces nombres.

Les malades qui ont le temps de se soigner peuvent prendre l'huile de foie de morue en quatre fois dans la journée.

Par exemple :

À 7 heures, avec le premier déjeuner.

À 11 heures, avec le second déjeuner.

À 4 heures, avec le gouter.

À 7 heures avec le diner.

Chaque dose sera prise avant ou après avoir mangé, ou bien au milieu du repas, au gré du malade.

Les malades qui sont obligés de travailler, sont souvent forcés de supprimer la dose de 4 heures de l'après-midi. Ils prennent trois doses par jour, une dose à chaque repas.

Un grand nombre de malades prennent l'huile de foie de morue en deux doses, une dose le matin, une dose le soir. Cette méthode est très pratique.

IV. — DOSE DE DÉBUT.

L'huile de foie de morue quand elle est digérée est cause de constipation.

L'huile de foie de morue quand elle n'est pas digérée ou tolérée, est cause de diarrhée et de coliques.

Pour faire accepter l'huile de foie de morue, il faut débuter par de petites doses, et augmenter progressivement.

La dose du début ordinaire est une cuillerée à bouche par jour, soit 10 à 15 grammes d'huile de foie de morue dans la journée.

Le malade augmente d'une cuillerée à bouche tous les huit jours, jusqu'à la dose de six cuillerées à bouche par jour.

Exceptionnellement la dose du début doit être une cuillerée à café d'huile de foie de morue, quand le malade ne pourra pas supporter une plus forte dose.

La dose de six cuillerées à bouche par jour, soit 60 à 80 grammes d'huile de foie de morue, est la bonne dose moyenne qu'il faut atteindre. C'est la dose active, qui donne des résultats satisfaisants, qui lutte contre le mal avec succès, et qui peut être tolérée par presque tous les organismes.

Il faut arriver à faire tolérer cette dose de six cuillerées à bouche par jour et pour cela ne pas vouloir aller trop vite. Il faut augmenter lentement, interrompre quand l'huile n'est pas digérée. Il faut reprendre la dose du début, soit une cuillerée à bouche par jour, si une plus forte dose n'est pas tolérée. Il faut savoir se contenter de cette dose du début pendant quinze jours, et on arrive à faire supporter ainsi des doses de plus en plus fortes.

Il faut savoir se contenter de faire prendre à certains malades une cuillerée à café d'huile par jour, pendant quinze jours, et augmenter d'une cuillerée à café tous les quinze jours.

Il faut savoir aussi que l'on arrive toujours à faire supporter l'huile de foie de morue.

Il n'existe aucune exception.

Toutefois il est indispensable de savoir qu'il faut du temps et de la patience pour que l'organisme s'habitue à digérer l'huile de foie de morue. Il faut deux ou trois années d'entraînement pour arriver à digérer six cuillerées d'huile de foie de morue.

La première année on digère de une à trois cuillerées d'huile de foie de morue.

La seconde année, on digère de deux à six cuillerées à bouche d'huile de foie de morue.

La troisième année on arrive à digérer de quatre à huit cuillerées à bouche d'huile de foie de morue. L'accoutumance est établie.

Chez certains malades on a à lutter contre cette idée préconçue qu'ils ne peuvent digérer l'huile de foie de morue.

Il faut lutter pour faire prendre l'huile de foie de morue,

par tous les moyens de persuasion possible et aussi longtemps qu'il est nécessaire.

Chez certains malades qui tolèrent très bien l'huile de foie
de morue, on peut augmenter jusqu'à huit cuillerées à
bouche par jour. C'est une forte dose, qui cependant est
tolérée assez souvent.

Cette dose de huit cuillerées d'huile de foie de morue par
jour est la meilleure, la plus active, celle qui donne des résultats surprenants. Elle équivaut à deux verres à bordeaux, ou
a un verre ordinaire à boire, ou à 120 grammes d'huile de
foie de morue.

Exceptionnellement les doses plus élevées sont tolérées.
Dans ce cas, si l'on soigne des malades particulièrement
tolérants on peut leur permettre toute l'huile qu'ils pourront
prendre, pourvu qu'elle soit digérée. De la sorte on voit des
malades aller jusqu'à seize cuillerées à bouche d'huile de foie
de morue dans une journée, soit 240 grammes d'huile par
jour.

Au-dessus de huit cuillerées à bouche, les fortes doses
sont presque inutiles.

Le malade qui digère huit cuillerées d'huile par jour va
bien, la dose est convenable, suffisante. Une plus forte dose
ne donne pas un résultat sensiblement meilleur, tandis qu'elle
amène plus rapidement la satiété, pour l'appareil digestif.

Il est bon de s'assurer que le malade prend bien la quantité voulue d'huile de foie de morue.

Elle doit dépasser 50 grammes par jour.

Le litre d'huile de foie de morue contient environ 60 cuillerées à bouche.

Un litre d'huile de foie de morue doit être pris dans l'espace de quinze jours, il peut être pris en huit jours.

Les malades qui prennent le litre d'huile de foie de morue
en huit jours sont assez nombreux.

Il faut demander au malade combien de temps lui a duré
son litre ou son demi-litre d'huile de foie de morue, car certains croient prendre une cuillerée à bouche et ne prennent

qu'une demi-cuillerée parce qu'ils ont de la répugnance à prendre l'huile, et qu'ils ne remplissent pas leur cuillère.

Le malade qui prend deux verres à bordeaux d'huile de foie de morue par jour doit prendre le litre d'huile en huit jours ou dix jours au plus.

Nous comptons 10 gr. par cuillerée d'huile de foie de morue, car les malades remplissent rarement leur cuillère. 10 gr. d'huile pour une cuillerée est la mesure ordinaire. Tandis que si la cuillère à bouche est bien pleine, elle contient 15 grammes d'huile de foie de morue.

Le tableau suivant donne la durée du litre d'huile de foie de morue :

A 4 cuillerées par jour, le litre est pris en 15 jours.
A 6 — — — 10 —
A 8 — — — 8 —
A 10 — — — 6 —

L'huile de foie de morue occasionne à certains malades un dégoût insurmontable.

Il faut s'assurer d'abord que l'huile de foie de morue est de bonne qualité, la mauvaise huile de foie de morue détermine ce dégoût insurmontable presque constamment. Le malade ne peut prendre plus d'une cuillerée à bouche par jour.

La bonne huile de foie de morue, au contraire, ne détermine jamais ce dégoût insurmontable. Je ne connais pas encore d'exception. Souvent il m'a suffi de donner une bonne adresse pour que l'huile de foie de morue soit tolérée à haute dose.

Cependant, pour les personnes difficiles, il est quelques adoucissements.

V. — PROCÉDÉS POUR PRENDRE L'HUILE DE FOIE DE MORUE.

Pour aider à la digestion de l'huile, pour éviter les renvois désagréables qu'elle occasionne, plusieurs procédés ont été conseillés.

1° Faire une grande inspiration puis porter à ses lèvres le verre d'huile de foie de morue.

On ne peut de la sorte respirer l'odeur d'huile, et on peut boire toute l'huile sans la sentir.

2° Une pastille de menthe ou une pastille de chocolat, croquée après avoir pris la cuillerée d'huile, est un bon procédé très simple et qui réussit très souvent. Il a pour but de faire disparaître l'arrière-goût que l'huile de foie de morue laisse sur la bouche.

Un grain de sel mis sur le bout de la langue après avoir pris l'huile de foie de morue fait disparaître aussi le goût de l'huile.

3° La dose d'huile de foie de morue est prise entre deux gorgées de malaga. Le détail de l'opération est le suivant :

Prendre dans un petit verre de vin de malaga une gorgée, se rincer la bouche avec ce vin, puis avaler.

Avaler rapidement la dose d'huile de foie de morue.

Prendre une seconde gorgée de vin de malaga, se rincer la bouche et avaler.

4° L'huile de foie de morue est prise dans un peu de bière mousseuse. Par suite de la pesanteur, l'huile se trouve entre la bière liquide et la mousse ; de cette façon, ni le goût, ni l'odeur de l'huile ne sont perçus.

C'est un des meilleurs moyens de masquer le goût de l'huile de foie de morue.

5° On fait une mayonnaise avec l'huile de foie de morue et un jaune d'œuf, et on avale cette mayonnaise dans un cachet. Ce moyen est peu pratique.

6° L'huile de foie de morue est additionnée de créosote.

L'huile de foie de morue est de la sorte plus facile à digérer, le procédé a l'avantage de faire prendre deux médicaments ensemble.

La créosote masque le goût et l'odeur de l'huile de foie de morue. Chaque cuillerée d'huile de foie de morue peut recevoir vingt gouttes de créosote et même plus.

7° L'huile de foie de morue est additionnée d'éther. C'est

un procédé excellent. Un verre à bordeaux d'huile de foie de morue est additionné de vingt gouttes d'éther. Chaque cuillerée à bouche peut être additionnée de cinq ou six gouttes d'éther.

Les renvois qui ont lieu n'ont plus d'odeur d'huile de foie de morue, mais sentent fortement l'éther. L'éther porte avec lui son odeur pénétrante, qui masque celle de l'huile de foie de morue.

Ou bien on verse du sirop d'éther dans un verre, l'huile de foie de morue sur le sirop d'éther et on boit.

Il faut employer du sirop d'éther sans alcool.

8° L'huile de foie de morue est additionnée d'iode.

Ce procédé n'empêche pas d'ajouter la créosote ou l'éther.

L'huile de foie de morue peut être additionnée de teinture d'iode récente, à raison de 12 grammes de teinture d'iode récente par litre d'huile de foie de morue.

La teinture d'iode doit être récemment préparée, sinon elle contient des traces d'acides iodés et n'est pas tolérée.

La dose de 12 grammes de teinture d'iode récente par litre d'huile de foie de morue est suffisante pour faire digérer cette huile.

Le malade qui prend 100 grammes de cette huile par jour, soit huit cuillerées à bouche, prend de la sorte environ 1 gr. de teinture d'iode, bonne dose.

Il faut surveiller les accidents d'iodisme qui pourraient survenir chez les prédisposés. Les yeux et le nez coulent, quelquefois il existe une toux quinteuse due à la congestion pulmonaire.

L'iode peut être dissout à chaud dans l'huile de foie de morue ; soit un gramme d'iode dissout dans un litre d'huile de foie de morue.

Quel que soit le procédé de préparation, il faut laisser reposer l'huile, l'excès d'iode tombe au fond de la bouteille.

L'iode est discutable dans le traitement de la tuberculose pulmonaire.

L'iode est excellent pour résoudre les congestions ganglionnaires tuberculeuses, il excite la circulation de ces glandes, il les décongestionne.

L'iode est excellent pour favoriser l'antisepsie et l'excitation de l'estomac.

Mais l'iode est un congestionnant des poumons, il faut en user prudemment et en avoir peur.

L'iode ne doit pas être donné en hiver.

L'iode ne doit pas être donné quand il y a expectoration même peu abondante.

L'iode doit être supprimé quand il détermine de la toux quinteuse.

9° Pour faciliter au malade de prendre l'huile de foie de morue, il existe des cuillères qui sont formées de deux compartiments, recouvertes d'un couvercle. Dans un compartiment est l'huile, dans l'autre un sirop ou du vin de malaga.

Le malade avale le contenu de la cuillère, il ne sent rien grâce au couvercle, et le sirop ou le vin de malaga vient en dernier lieu laisser son goût dans la bouche.

Il existe aussi des cuillères allongées à un seul compartiment et à couvercle. Elles facilitent de prendre l'huile de foie de morue en en supprimant l'odeur et en l'introduisant facilement au fond de la bouche.

10. On peut conseiller le procédé suivant qui permet de prendre l'huile sans la sentir et sans en avoir l'arrière goût.

1° Mettre dans le fond d'un verre à bordeaux, du sirop de cass   a du vin de malaga ;

2° Verser l'huile de foie de morue ;

3° Verser sur l'huile 20 à 30 gouttes d'éther ;

4° Faire une grande inspiration et avaler d'un trait.

L'éther qui est à la surface imprègne les lèvres et la moustache. L'huile passe et le sirop de cassis ou le vin de malaga qui sont restés au fond du verre à cause de leur poids, sont bus en dernier lieu, laissant leur goût dans la bouche.

De cette façon on peut prendre l'huile de foie de morue sans la sentir.

L'huile de foie de morue peut être émulsionnée avec de l'eau de chaux, parties égales, ou d'une autre façon.

Huile de foie de morue.	250 gr.
Eau de chaux médicinale.	250 gr.
Sirop d'orgeat (ou autre)	q. s.

Il existe dans le commerce des émulsions de ce genre, mais elles coûtent cher, et l'huile est prise en très petite quantité. Le moyen n'est pas pratique pour prendre l'huile de foie de morue à forte dose.

Toutefois, il faudra recourir à ces émulsions quand on ne pourra faire accepter l'huile de foie de morue en nature.

12 Autre formule d'huile émultionnée.

Lacto-phosphate de chaux	7 gr.
Eau	150 gr.
Sirop	350 gr.
Essence de menthe	XXV gout.
Huile de foie de morue	500 gr.
Gomme pulvérisée.	20 gr.

13' *Huile de foie de morue purifiée par la vapeur.*

C'est une huile qui rend, à certains moments, de très grands services, et il ne faut pas la rejeter ou la laisser dans l'oubli.

Certaines personnes, des jeunes filles élevées dans le luxe et les délicatesses de la civilisation, ne peuvent accepter l'huile de foie de morue naturelle. Son odeur est insurmontable, malgré la vie et la guérison qu'on leur propose dans le verre d'huile de foie de morue.

Pour ces personnes, les émulsions d'huile de foie purifiée par la vapeur seront d'un utile secours.

Il faut reconnaître que lorsque l'huile de morue est de bonne qualité, et lorsque le malade veut bien se soigner, quand il est averti de la gravité de son état, s'il ne se soigne pas, l'huile de foie de morue est toujours tolérée.

On peut remplacer l'huile de foie de morue par le beurre.

Le beurre est un corps gras qui se digère en très grande quantité et très facilement.

Le tuberculeux pourra prendre gros comme une noix de beurre matin et soir. Il pourra augmenter et en prendre facilement jusqu'à 100 ou 200 ou 300 grammes par jour.

Certains malades prennent 500 grammes de beurre par jour.

La moelle des os est un corps gras phosphaté chargé de sels organiques. Elle peut être donnée avantageusement au tuberculeux.

On peut remplacer l'huile de foie de morue par de l'huile ordinaire, huile d'olive ou autres huiles (de noix, de colza, d'arachides, etc.), les bonnes huiles sont tolérées asez facilement aux mêmes doses que l'huile de foie de morue, de une à huit cuillerées à bouche par jour (soit un grand verre).

VI. — INJECTION D'HUILE STÉRILISÉE.

Certains malades ne peuvent supporter l'huile de foie de morue, l'estomac ne peut la digérer.

Chez ces malades, on peut injecter de l'huile stérilisée sous la peau. Cette huile stérilisée est préparée spécialement pour les injections hypodermiques. C'est de l'huile végétale purifiée, filtrée, stérilisée.

L'huile d'olive stérilisée et préparée spécialement pour ce but, est la plus employée.

L'huile de foie de morue ne peut pas se donner en injections hypodermiques.

On peut associer la créosote ou le gaïacol à l'huile, et faire des injections d'huile créosotée ou d'huile gaïacolée.

Huile stérilisée . . . . . .   150 gr.
Créosote alpha . . . . . .   10 gr.

pour injections hypodermiques.

Dans le cas où l'huile est surtout nécessaire, on usera de la formule d'huile créosotée au centième.

> Huile stérilisée . . . . . .   100 gr.
> Créosote alpha . . . . . .   1 gr.

pour injections hypodermiques.

On peut injecter même chez les non tolérants à la créosote 10 à 20 grammes de cette huile tous les jours.

L'injection doit être faite avec les soins d'antisepsie nécessaire.

Il ne faut pas oublier de :

1° Nettoyer la peau, avec de l'alcool de préférence.

2° Flamber l'aiguille ou la faire bouillir quelques instants.

Autre formule :

> Solution de gaïacol à 1 pour 5.
>
> Huile stérilisé . . . .   50 gr.
> Gaïacol pur cristallisé non caustique d'Adrian.   10 gr

Injecter un à deux centimètres cubes.
On peut augmenter les doses.

Autre formule :

> Solution à 1 pour 10.
>
> Huile stérilisée . . . .   100 gr.
> Gaïacol pur cristallisé . . .   10 gr.

Autre formule :

> Solution à 1 pour 15.
>
> Huile stérilisée . . . . . .   150 gr.
> Gaïacol pur cristallisé. . .   10 gr.

Certaines formules associent l'iodoforme, l'eucalyptol, la spartéine au gaïacol.

VII. — EFFETS DE L'HUILE

L'huile de foie de morue fait engraisser le malade.

Dès les premiers jours qu'elle est prise, on peut s'en apercevoir soit à la figure, soit sur le thorax.

Au bout de quelque temps il se forme de petites masses graisseuses, les endroits creux deviennent rebondis, et il est bon de vérifier ces signes d'embonpoint par la pesée du malade.

Le malade augmente en poids de une ou deux livres par mois.

L'embonpoint se constate à la figure par une petite bosselure graisseuse qui paraît sur la joue, près du nez, sous l'os malaire proéminent. Chez le malade maigre il existe une dépression, un creux, qui se comble rapidement.

Sur le thorax l'embonpoint se montre :

1° Sur les épaules dans les creux sus-épineux.

2° Sous les épaules dans les fosses sous-épineuses.

3° Dans le dos, entre les deux épaules.

4° Dans les espaces intercostaux.

5° Sous les clavicules.

6° Sur les clavicules.

Dans chacun de ces endroits il existe des creux, des dépressions, qui disparaisent petit à petit, et sont remplacés par une surface bombée.

Il arrive ceci : c'est qu'au début du traitement par l'huile de foie de morue, le malade avait les os proéminents et les parties charnues creuses.

Après le traitement, c'est le contraire ; les lignes des os sont creuses, et les parties charnues sont bombées.

On peut suivre de la sorte les progrès de l'embonpoint quand on applique les raies de feu.

La mesure de cet embonpoint est donnée par la facilité avec laquelle on applique ces raies de feu.

A mesure que l'embonpoint se produit, les raies de feu sont plus faciles à appliquer.

Appliquer les raies de feu dans un endroit creux, est difficile.

Appliquer les raies de feu sur une surface bombée est facile.

On assiste de la sorte au changement des surfaces creuses en surfaces bombées, dans l'ordre suivant :

Dos entre les épaules.

Epaule, près du cou, ou fosse sus épineuse près de la nuque.

Epaule fosse sous-épineuse.

Espaces intercostaux.

Creux sous-claviculaire.

Creux sus épineux, près de l'épaule (bon terme de comparaison).

Creux sus-claviculaire.

Quand ce dernier creux est comblé, l'embonpoint est satisfaisant.

VIII. — COMMENT AGIT L'HUILE DE FOIE DE MORUE

L'huile de foie da morue contient les alcaloïdes du foie en grande proportion.

1° Chez le tuberculeux, le foie est obligé d'élaborer les poisons produits par la maladie, par les germes qui pullulent. Le foie est dévié de son but. Il effectue un travail anormal qui, au bout de quelque temps, efface, empêche, annihile le travail normal, la sécrétion normale du foie.

Le foie ne fonctionne plus aussi bien et la digestion en est troublée.

L'apport des alcaloïdes du foie, grâce à l'huile de foie de morue, supplée à cette paresse du foie chez le tuberculeux.

2° L'huile de foie de morue contient les alcaloïdes du foie, nécessaires à sa digestion, c'est pour cela qu'elle se digère bien plus facilement que tout autre corps gras; elle se digère avec une facilité remarquable.

L'huile de foie de morue est prête à être assimilée, elle est pour ainsi dire digérée avant d'être prise, et elle passe directement dans la profondeur des tissus.

Elle va se transporter dans les différents points de l'organisme où elle s'accumule; de la sorte le malade engraisse.

3° L'huile est un mauvais terrain de culture pour le germe de la tuberculose. Le bacille tuberculeux ne peut s'alimenter, se reproduire et pulluler avec l'huile de foie de morue, pour terrain. Aussi quand le bacille tuberculeux se trouve entre deux molécules de graisse, il reste inactif, emprisonné, ne pouvant s'alimenter, ne pouvant se reproduire.

L'huile de foie de morue ne tue pas le bacille tuberculeux, elle l'emprisonne et l'empêche de nuire.

Il en résulte que, si pour une cause, l'huile disparaît de l'économie, le bacille est mis en liberté, et reprend son rôle nuisible.

L'huile de foie de morue ne peut pas, cela est démontré, ne peut pas guérir la tuberculose à elle seule.

Et, cependant, un grand nombre de tuberculeux ont été guéris avec l'usage seul de l'huile de foie de morue.

Quand le germe tuberculeux est emprisonné entre deux molécules d'huile, quand il est paralysé parce qu'il est englobé dans une goutte infiniment petite d'huile, il subit le courant de la nutrition moléculaire. Tous les molécules de notre corps se renouvellent dans l'espace de six à sept ans. Il existe donc un courant qui met six ou sept ans pour transporter certains molécules du centre du corps à l'extérieur.

C'est ce courant qui élimine le bacille tuberculeux.

Le courant dans les poumons est bien moins long que dans d'autres régions du corps. Le bacille est voisin de la porte de sortie. Aussi, au bout de quelques mois, le courant le transporte à l'extérieur, par l'expectoration. Le bacille, faisant office de corps étranger, active la rapidité de ce courant, pour être expulsé plus rapidement.

4° L'huile aide la fonction des cellules phagocytes. Ces

cellules sont les soldats qui font la guerre. Elles sont débordées par le nombre des ennemis, et elles succombent.

L'huile paralyse cet ennemi trop nombreux.

L'huile peut le paralyser, elle ne peut pas le tuer ou le transporter. Pendant qu'elle paralyse cet ennemi, les cellules phagocytes prennent chaque ennemi, chaque bacille un à un, et le rejettent à l'extérieur, en délivrant l'organisme.

5° L'huile de foie de morue a des propriétés coagulantes, agglutinatives. Elle donne ces propriétés aux tissus qui la reçoivent.

Tel est le mécanisme de la guérison par l'huile de foie de morue.

Comme rôle accessoire, l'huile de foie de morue infiltrée dans les tissus les protège contre le froid. Elle sert de vêtement sous la peau. Elle empêche et le refroidissement et les réactions dues à l'impression du froid, réactions ou réflexes qui sont des congestions pulmonaires ou séreuses donnant des pneumonies ou des pleurésies, parfois des péritonites.

Comme rôle accessoire, l'huile de foie de morue calme l'impressionnabilité nerveuse du malade.

L'huile de foie de morue est le meilleur remède pour guérir la dyspepsie, quelle que soit sa forme et sa cause.

Les symptômes de lypémanie sont l'attribut des maladies du foie.

Le foie malade ne pouvant détruire les poisons de l'organisme, se laisse envahir. Grâce à l'huile de foie de morue, un apport salutaire est fait des produits que le foie malade ne peut sécréter, et cet apport fait disparaître les symptômes hépatiques de la lypémanie.

Tous les symptômes nerveux d'irritabilité disparaissent. Tous les ennuis moraux provenant de la maladie physique, caractère irritable, difficile, tristesses, idées noires, pleurs, insomnie, toux nerveuse, neurasthénie, sont atténués.

Tous ces symptômes si pénibles disparaissent par la bienfaisante huile de foie de morue.

CHAPITRE III.

—

TANNIN.

I. Tannins. — II. Extraits. — III. Tannin à l'alcool. — IV. Moment de prendre le tannin. — V. Préparations de tannin.

I. — LE TANNIN

LE TANNIN surnommé le QUINQUINA FRANÇAIS est connu depuis plus de quarante ans. S'il n'est pas mieux utilisé, c'est que, aux tannins de bonne qualité, ont succédé des tannins de mauvaise qualité qui font plus de mal que de bien.

Il faut donc toujours se préoccuper de la qualité du produit.

Le bon tannin guérit le tuberculeux. Le mauvais tannin tue le tuberculeux.

Il y a plusieurs préparations de tannin pouvant être utilisées.

Le tannin est extrait de l'écorce de plusieurs arbres, il se trouve dans les extraits de certaines plantes.

L'EXTRAIT MOU DE QUINQUINA est un produit complexe à base de tannin, et c'est la meilleure préparation de tannin que l'on puisse choisir.

L'EXTRAIT DE RATANHIA et L'EXTRAIT DE CACHOU contiennent des tannins excellents.

L'EXTRAIT DE NOYER a été utilisé et a donné de très bons résultats.

LE TANNIN A L'ALCOOL est très bon, quand il est *chimiquement pur* et de bonne de qualité. Il doit être seul utilisé.

Le tannin à l'éther n'est pas supporté à haute dose, il occasionne des vomissements ; il doit être rigoureusement éliminé. Il en est de même des tannins impurs, à l'eau, à l'alcool ou autres, dont la préparation laisse à désirer.

II. — DES EXTRAITS

I. — *Extrait mou de quinquina.*

Le quinquina jouit d'une réputation universelle et il la mérite.

L'extrait mou de quinquina de bonne qualité est un produit merveilleux qui donne des résultats remarquables dans toutes les maladies adynamiques, et dans la tuberculose en particulier.

L'extrait de quinquina de bonne qualité est le premier des médicaments.

Aussi une foule de gens se sont mis à pressurer la réputation et l'étiquette du quinquina.

Certains marchands de vin ont vendu du mauvais vin très cher, parce qu'il avait l'étiquette : *vin de quinquina.*

L'extrait de quinquina étant un produit de réputation incontestée les gens adroits ont donné sous le non d'extrait fluide de quinquina, de l'alcool, contenant une quantité illusoire de quinquina.

L'extrait mou de quinquina ayant une action reconnue bonne par tout le monde, les spéculateurs ont acheté les résidus composés de gomme, résine, cellulose, etc., et reconnus impuretés nuisibles à éliminer de l'extrait de quinquina Parce que ces impuretés provenant de bois de quinquina, ils les ont vendues avec l'étiquette d'extrait mou de quinquina. Ce qui est une erreur. Mais cette pratique est si courante que cet extrait est coté sur la place, et est vendu à raison de 12 fr. le kilo. C'est un produit sinon nuisible au moins inutile.

Le médecin croit donner de l'extrait de quinquina à dose active; on sert au malade les résidus sans valeur et sans vertu qui proviennent il est vrai du quinquina; mais parce qu'on les a séparés des produits qui ont la vertu et la puissance de guérir.

Quand on prescrit seulement *extrait de quinquina* on a une chance sur cent d'avoir le produit de bonne qualité.

Il faut prescrire : *Extrait mou de quinquina.*

De plus l'extrait mou de quinquina, parce que c'est un bon produit, coûte très cher, et quelle que soit sa qualité il est vendu toujours très cher.

L'extrait mou de quinquina de bonne qualité pourrait être à la portée de toutes les bourses, son prix de revient est peu élevé.

C'est cette difficulté, d'avoir un bon produit, qui fait que je le prescris peu, car l'extrait mou de quinquina de qualité médiocre enlève l'appétit.

L'extrait mou de quinquina de bonne qualité est très bien supporté par l'estomac.

L'extrait mou de quinquina gris, cultivé, est celui qui est le plus employé; son prix de gros est de 25 fr. le kilo. C'est un bon produit.

L'extrait mou de quinquina jaune est un produit supérieur; il y a plusieurs façons de le préparer, à l'eau ou à l'alcool, ou successivement à l'alcool puis à l'eau. C'est cette dernière préparation qui est la meilleure (prix de gros, 80 fr. le kilo.)

L'extrait sec de quinquina jaune est également une bonne préparation. Il doit être préparé à l'alcool. (Prix de gros, 110 fr. le kilo.)

Les extraits préparés à l'alcool sont les analogues du tannin à l'alcool.

L'extrait mou de quinquina se donne à la dose de 2 à 6 grammes par jour.

Solution d'extrait mou de quinquina au dixième :

Extrait mou de quinquina. . . . .   30 gr.
Glycérine (hydratée).. . . . .   270 gr.

Une cuillerée à bouche de 15 grammes après chaque repas.
Si le malade préfère les pilules on peut prescrire.

Pour une pilule argentée :

> Extrait mou de quinquina à l'alcool . . . . 0,25 c.
> Extrait sec de quinquina à l'alcool. . . . . Q. S.

Prendre 8 à 12 pilules par jour, 4 pilules après chaque repas.

A défaut d'extrait mou de quinquina on peut donner la poudre de quinquina, qui est une excellente préparation et qui peut être prise à la dose de 2 grammes par jour.

Le vin de quinquina est une mauvaise préparation qui enlève l'appétit et qui contient 150 grammes d'alcool par litre, or l'alcool est un poison pour le tuberculeux.

Il faut défendre le vin de quinquina. Pour le remplacer, on pourra prescrire la préparation suivante :

Décoction et macération de quinquina.

Poudre de quinquina 30 grammes.

Faire bouillir dans un litre d'eau.

Ne pas filtrer.

Agiter avant de s'en servir.

Prendre un petit verre à madère à chaque repas, liquide et poudre mélangés.

On peut ajouter des phosphates à cette préparation et on aura :

> Eau . . . . 1000 gr.
> Poudre de quinquina. . . . . 60 gr.

Faire bouillir.

Ne pas filtrer.

Ajouter :

> Phosphate de soude . . . . 10 gr.
> Phosphate de potasse . . . . 10 gr.
> Sulfate de soude . . . . 10 gr.

Un verre à madère à chaque repas, en ayant soin d'absorber poudre et liquide.

Cette préparation de un litre peut durer de huit à quinze jours.

II. — *L'extrait de ratanhia* est un tanin tiré du ratanhia, il peut être donné aux mêmes doses que l'extrait de quinquina.

III. — *L'extrait de cachou* est un tannin extrait du cachou, il est donné aux mêmes doses que l'extrait de quinquina.

IV. — *L'extrait de noyer* est peu usité. Il est excellent. On peut donner la tisane de feuilles de noyer.

Il y a deux sortes d'extraits de ratanhia, de cachou, de noyer. Les uns sont préparés à l'eau, les autres sont préparés à l'alcool.

C'est l'extrait préparé à l'alcool qui doit être seul utilisé.

> *Extrait mou de ratanhia à l'alcool.*
> *Extrait sec de cachou à l'alcool.*
> *Extrait mou de noyer à l'alcool.*

V. — *Le Tannin à l'alcool* est aussi un extrait tiré de l'écorce de plusieurs espèces d'arbres.

III. — TANNIN A L'ALCOOL

Le tannin à l'alcool est de qualité variable.

Le tannin à l'alcool de qualité vulgaire, celui que l'on rencontre le plus facilement, est un produit que l'on trouve chez les pharmaciens, et qui est destiné à être ajouté aux vins faibles en tannin pour les corser.

Ce tannin n'est pas bon.

Le prix varie de 3 fr. à 6 fr. le kilo. Son bon marché le fait présenter en première ligne.

Ce tannin est à rejeter car il contient des impuretés, et il est nuisible pour le malade. Il enlève l'appétit et détermine rapidement des douleurs d'estomac ou des coliques.

Certains tannins sont de l'écorce de chêne pulvérisés.

Il faut prendre du *tannin à l'alcool chimiquement pur*, et même un tannin dont on puisse vérifier la provenance.

Le tannin à l'alcool chimiquement pur se dissout complètement dans l'eau. Mais il ne suffit pas de demander ce tannin chimiquement pur. Il faut demander la marque du fabricant, et vérifier cette marque.

Sinon vous risquez d'introduire dans l'estomac de votre malade un produit nuisible qui entrave sa digestion et s'oppose à sa guérison. En effet le tannin à l'éther, certains tannins à l'alcool se dissolvent entièrement dans l'eau et cependant sont dangereux pour l'estomac.

Ce tannin à l'alcool chimiquement pur est fabriqué par Merck, à Darmstadt (Allemagne).

Le tannin est livré en flacon de 100 grammes sous cachet.

Quand on a lieu de se défier de la provenance du tannin, on peut prescrire :

Tannin à l'alcool, chimiquement pur, de Merck, un flacon de 100 grammes sous cachet.

Prendre une cuillerée à moutarde après chaque repas, dans le dernier verre de boisson (vin et eau).

La cuillère à moutarde vulgaire, en buis, contient 0,75 centigr. de tannin. Le malade prend ainsi 1 gr. 50 de tannin par jour, bonne dose.

On peut prendre le tannin à l'alcool avec l'extrémité d'un couteau rond. C'est une mesure approximative très commode.

Ce tannin de bonne qualité peut se supporter jusqu'à la dose de dix grammes dans une journée.

Cependant il est bon de débuter par de petites doses de 0,25 à 0,30 centigr. par jour.

Le tannin se donne de préférence en solution; il est mieux supporté, mieux absorbé, et peut se prendre à plus haute dose.

Le tannin en poudre est moins bien supporté et doit se donner à dose moins élevée.

Voici les formules de solution.

Extrait de ratanhia	15 gr.
Extrait de cachou	15 gr.
Glycérine (et Eau)	300 gr.
Sans alcool	

Une cuillerée à bouche de 15 grammes après chaque repas.

Cette préparation est facile à prendre.

Solution de tannin à un pour dix.

Tannin à l'alcool chimiquement pur de Merck.	30 gr.
Glycérine (et Eau).	300 gr.
Sans alcool.	

Une cuillerée à bouche de 15 grammes après chaque repas.

La solution étant sensiblement au dixième, le malade prend par jour 3 grammes de tannin, excellente dose.

Cette solution est désagréable, il faut en prévenir le malade, malgré son mauvais goût presque tous les malades l'acceptent.

Il est bon de vérifier la préparation du tannin.

Voici ce qui peut arriver :

1° La dose de tannin n'est pas entière, la préparation a été filtrée et la moitié du tannin est resté sur le filtre. Le tannin employé n'étant pas de bonne provenance.

On se rend compte que la solution du tannin est au dixième à sa couleur qui est brun foncé, et surtout au goût.

Au goût, on distingue encore, avec un peu d'habitude le bon et le mauvais tannin.

2° La préparation n'étant pas bien faite laisse déposer une grande quantité de tannin qui n'a pas été dissout. Le tannin n'étant pas de bonne provenance.

Le tannin non dissout est mal supporté.

Avec le même tannin, un préparation mal faite, occasionne des vomissements et des maux d'estomac, parce que le tannin n'est pas dissout.

Avec le même tannin la préparation bien faite, n'occasionne plus d'accident parce que le tannin est dissout.

Le tannin doit être donné à dose convenable, soit 2 à 3 grammes par jour.

A ces doses, quand la préparation est bien faite, quand le tannin est de bonne qualité, le tannin est toléré pendant assez longtemps, deux à trois mois de suite, et même plus longtemps.

Le tannin ne peut être toléré indéfiniment à ces doses,

aussi dès que l'estomac est fatigué, il faut se reposer. Un repos de quatre jours est souvent suffisant et l'estomac peut continuer l'usage quotidien du tannin.

Un repos de huit ou quinze jours peut être donné à l'estomac fatigué de tannin.

Un repos de un jour par semaine est une bonne mesure, pour que le tannin soit toléré pendant longtemps.

Un repos de deux jours par semaine, le dimanche et le jeudi, pendant lesquels le malade ne prend pas de tannin, est une excellente pratique.

IV. — MOMENT DE PRENDRE LE TANNIN.

Il faut prendre le tannin *après le repas*.

Le tannin est un aliment naturel qui se trouve dans l'alimentation ordinaire, dans le vin, les herbes, les graines, etc.

En donnant du tannin on augmente l'alimentation d'un aliment utile.

Le tannin pour être toléré par l'estomac doit être mélangé à des aliments en quantité suffisante.

Il faut donc prendre le tannin lorsque l'estomac renferme déjà une certaine quantité d'aliments, c'est-à-dire après avoir mangé.

Presque tous les malades peuvent prendre le tannin immédiatement après le repas. Quelques-uns dont la digestion est susceptible ne peuvent le supporter à ce moment. Ces malades supportent le tannin pris une demi-heure ou une heure après avoir mangé.

Le tannin pris à jeun, avant le repas, enlève l'appétit, supprime la faim, et tarit la secrétion gastrique de l'estomac, secrétion nécessaire à la digestion.

Il faut veiller à ce que le malade prenne le tannin à la suite d'une quantité suffisante d'aliments.

Si le malade mange beaucoup, il peut prendre de fortes doses de tannin.

Si le malade mange peu, il ne doit prendre que de petites doses de tannin.

L'huile de foie de morue, la créosote, les phosphates peuvent être pris à jeun ou non, avant ou après le repas. Il n'en est pas de même du tannin qui doit être pris après le repas.

V. — PRÉPARATIONS DE TANNIN.

La solution de tannin au dixième est très mauvaise au goût :

Pour les malades qui ne pourraient l'accepter, on peut ajouter du sirop, en se basant sur cette donnée : un gramme de tannin exige trente grammes de sucre pour être accepté par le goût.

Tannin à l'alcool chimiquement pur de Merck.   30 gr.
Glycérine (et Eau) . . . .   300 gr.
Sirop . . . .   300 gr.

La solution est sensiblement au vingtième, elle est encore astringente, mais plus acceptable.

La solution de tannin au 30e se formule :

Tannin à l'alcool chimiquement pur de Merck.   30 gr.
Glycérine (et Eau) . . . .   300 gr.
Sirop . . . .   600 gr.

Cette solution est très acceptable au goût.

Chacune de ces solutions peut être prise directement par la bouche, ou dissoute dans un verre d'eau vineuse. Mais il ne faut pas mettre trop de tannin dans le verre pour que le breuvage soit buvable.

Une cuillerée à café de la solution au dixième dans un grand verre d'eau vineuse ou d'eau sucrée donne une boisson acceptable.

Le malade devra mettre dans son verre la dose que son palais pourra accepter.

Toutefois, le tannin délayé exige de grandes quantités de boisson. Le malade est obligé de boire beaucoup.

Il est plus pratique de prendre le tannin en solution concentrée.

Certains estomacs délicats, susceptibles, ne supportent pas très bien le tannin. Chez ces malades à estomac susceptible, le tannin détermine des vomissements, et comme le tannin est pris après le repas, il est cause d'un mauvais effet puisqu'il nuit à l'alimentation.

Pour ces estomacs susceptibles, on pourra faire accepter le tannin au moyen de la cocaïne et de la morphine.

On pourra prescrire :

Tannin à l'alcool chimiquement pur de Merck.	30 gr.
Glycérine, 250 + Eau 50 = ...	300 gr.
Hypophosphite de soude	15 gr.
Cocaïne.	0 05 centigr.
Chlorhydrate da morphine	0 05 centigr.

Une cuillerée à bouche après chaque repas.

Le *lait* est un excellent véhicule pour faire accepter le tannin.

Le lait contient des matières albuminoïdes qui forment avec le tannin une combinaison chimique, et qui transforment le tannin en un nouveau corps que l'on peut appeler tannate d'albumine, ayant les avantages suivants :

1° Au goût il est plus facile à prendre que le tannin, et n'a pas de goût désagréable.

2° L'estomac le supporte mieux.

Pour prendre le tannin dans le lait, il faut quelques précautions.

Un verre de lait de 200 gr. accepte 0,5 décigr. de tannin et peut le transformer en tannin albuminé.

Quand le malade prend du lait aux repas, il peut suivre la marche suivante :

On met un à deux grammes de tannin dans un verre à boire.

On le fait dissoudre avec un peu d'eau.

On remplit le verre de lait.

On remue avec une petite cuillère.

On laisse déposer deux minutes.

On boit le lait sans remuer.

Le tannin albuminé reste dans le fond, une partie du dépôt est du tannin albuminé, une partie est du tannin non transformé.

On remplit une seconde fois le verre de lait.

On remue, on laisse déposer, puis on boit.

On verse une troisième fois du lait dans le verre, on remue.

Ces trois verres de lait ont suffi pour transformer le tannin en tannin albuminé, et comme ce troisième verre est le dernier du repas, on remue, et on boit immédiatement après avoir agité, sans laisser de dépôt se former au fond du verre.

L'*œuf* est le véhicule le plus parfait, pour faire absorber le tannin.

L'*œuf* est le véhicule idéal du tannin pour le faire supporter par l'estomac.

Grâce à l'œuf, un malade peut prendre chaque jour les doses énormes de 6 à 8 grammes de tannin par jour, plusieurs jours de suite.

Le tannin est alors en combinaison avec l'albumine de l'œuf, il forme un composé que l'on peut appeler :

> *Tannin et albumine.*
> *Tannate d'albumine.*
> *Tannin albumineux.*
> *Tannin albuminé.*
> *Albumine tannée.*

Ce qu'il y a de remarquable, c'est que le tannin conserve son effet. Pris ainsi à haute dose, il tarit rapidement la sécrétion pulmonaire, et guérit la tuberculose.

Il est quelques précautions à prendre pour préparer le tannin et l'albumine.

Dans un grand verre on met quatre grammes de tannin,

soit deux cuillerées à café bien pleines, soit six cuillerées à moutarde en buis, de tannin.

On ajoute un peu d'eau, environ une demi-tasse à café pour faire dissoudre ou délayer le tannin.

On casse un œuf, que l'on verse, blanc et jaune, sur le tannin. Le jaune de l'œuf peut servir également à la préparation.

On remue avec une petite cuillère pendant trois minutes jusqu'à ce que le tannin et l'albumine soient bien mélangés et combinés.

Le tannin en se combinant à l'albumine forme un coagulum et le tout forme une sorte de bouillie épaisse.

Le tannin est prêt à être absorbé.

Cette bouillie de tannin et albumine contient encore des traces de tannin libre. Aussi pour faire disparaître complètement le goût de tannin et transformer le tannin libre en tannin-albumine, il est bon de délayer cette préparation avec du lait sucré, ou du café au lait, ou encore mieux avec du chocolat au lait.

Un demi-litre ou trois quarts de litre de lait sucré, peut recevoir la préparation formée de 4 grammes de tannin et un œuf.

Cette préparation est une *crème au tannin*.

Si l'on ajoute du café ou du chocolat, on a :

Une crème au tannin et café,
Une crème au tannin et chocolat,

La crème au tannin et chocolat est la plus agréable et la plus utile au tuberculeux.

Les œufs peuvent être mis en plus grande proportion dans ces crèmes.

Ces crèmes au tannin ont l'avantage de pouvoir être prises à n'importe quel moment de la journée. Avant de manger, ou après avoir mangé ou pendant le repas.

Le tannin de cette façon n'enlève pas l'appétit,

Le défaut le plus grand du tannin est conjuré, et cependant le tannin conserve son effet actif.

Le tuberculeux prendra de ces crèmes au tannin la plus grande quantité possible dans la journée.

Quand le tannin albuminé est pris à bonne dose, il donne à l'estomac une sensation de plénitude, mais jamais il ne détermine de douleurs d'estomac.

Le tannin albumineux chemine dans l'intestin, et assure l'antisepsie de l'intestin, et par suite évite l'empoisonnement par les putréfactions, et les dégagements gazeux dans l'intestin; résultats qui, lorsqu'ils se produisent, favorisent la marche des lésions pulmonaires.

Il faut que tout tuberculeux sache faire cette bouillie de tannin albumineux, et qu'il en prenne tant qu'il pourra.

C'est la préparation de choix.

Le lait ajouté ne doit pas être trop chaud, sinon il coagulerait l'albumine, et le composé de tannin et albumine serait coagulé, ressemblant à du caoutchouc. Ce produit peut être absorbé et donne de bons résultats. Tandis que le lait chaud, non brûlant, laisse l'albumine sans la durcir, et le tannin albuminé conserve lui aussi cette consistance et se dissout dans le lait.

L'albumine combinée au tannin, et coagulée par la chaleur pourrait être desséchée puis réduite en poudre pour être absorbée en cachets ou de toute autre façon.

Cette préparation de tannin et albumine coagulée, se conserve facilement.

Le tannin est un agent puissant et merveilleux pour guérir la tuberculose.

De même qu'il durcit la peau, qu'il la rend imputrescible, résistante, inattaquable, dure et la transforme en cuir, de même il dessèche les lésions pulmonaires, il durcit le tissu pulmonaire congestionné, et la marche des lésions permet de constater l'amélioration rapide.

Le tannin neutralise les poisons secrétés par les germes de la tuberculose.

Le tannin resserre les petits vaisseaux et fait disparaître la congestion chronique de la muqueuse de l'estomac. Il modifie dans une certaine mesure, qu'il ne faut pas cependant exagérer, la gastrite chronique du tuberculeux.

Le tannin guérit la tuberculose.

Le tannin peut à lui seul guérir un grand nombre de tuberculoses.

CHAPITRE IV.

—

RÉVULSION.

I. Révulsion. — II. Vésicatoire. — III Raies de feu. — IV Sinapisme.

I. — RÉVULSION.

Le moyen puissant par excellence, pour dompter la tuberculose c'est *la Révulsion*.

Il n'est pas téméraire de dire que la révulsion à elle seule, secondée par une bonne hygiène, peut guérir presque toutes les tuberculoses.

La révulsion bien conduite, vigoureusement utilisée, associée à l'hygiène, qui assure un bon air, une bonne alimentation, une bonne habitation, la révulsion bien conduite peut guérir toutes les tuberculoses.

On ne peut en dire autant de la créosote, du tannin, de l'huile de foie de morue.

Bien plus, certaines tuberculoses ne peuvent guérir sans révulsion.

La révulsion attaquée de tous temps s'est maintenue par la seule puissance de ses bienfaits. Elle persiste à travers les siècles; elle a subi l'épreuve du temps.

A toutes les époques il y a eu des aveugles qui ne voient pas, des sourds qui n'entendent pas.

C'est perdre son temps que de vouloir faire voir les aveugles ou de faire entendre les sourds.

Comment doit être faite la révulsion ?

Par le vésicatoire ou par les raies de feu.

Ces deux moyens sont tous deux utiles, ils peuvent se remplacer souvent l'un par l'autre.

Parfois ils ont leurs indications spéciales.

Exceptionnellement, le vésicatoire ne peut se remplacer par les raies de feu.

Exceptionnellement, les raies de feu ne peuvent se remplacer par le vésicatoire.

II. — VÉSICATOIRE.

Le vésicatoire doit être petit, le type de la grandeur est la largeur d'une pièce de 5 francs en argent.

On peut mettre un, deux, trois ou quatre de ces vésicatoires le même jour, suivant que la lésion est plus ou moins étendue.

Le vésicatoire doit être mis au niveau de la lésion, il doit être appliqué sur le point correspondant à la lésion. Ce point est indiqué par l'auscultation.

Il est inutile de mettre un vésicatoire aux endroits sains, par conséquent le vésicatoire devra suivre toutes les sinuosités du mal, expliquées et traduites par l'auscultation.

L'endroit d'élection des lésions est le sommet du poumon, c'est également l'endroit d'élection du vésicatoire, soit en avant, soit en arrière.

Le vésicatoire peut être mesuré en centimètres, sur les

côtés. Il sera de 6 centimètres sur 6 centimètres, de 6 centimètres sur 8 centimètres, de 8 centimètres sur 8 centimètres. Ce sont les trois dimensions pratiques et courantes.

La surface du vésicatoire sera recouverte de camphre pour éviter la cystite cantharidienne.

Le vésicatoire peut être appliqué tous les deux jours, tous les quatre jours ou tous les huit jours.

Le vésicatoire est appliqué tous les deux jours, dans les cas pressés, où les lésions débordent, où les signes de l'auscultation se montrent partout à la fois. On aborde un sommet, le plus malade, un vésicatoire de 8 sur 8 est mis sur l'épaule. Deux jours après, vésicatoire de 8 sur 8, mis sous la clavicule. Deux jours après, même vésicatoire, mis dans le dos et l'on va à la poursuite du mal par l'application du vésicatoire tous les deux jours, jusqu'à ce que le mal ait cédé. Alors le vésicatoire peut être plus petit et les endroits où il est appliqué, doivent toujours être indiqués par l'auscultation.

Alors le vésicatoire a la dimension d'une pièce de cent sous. Il est mis par ci, par là, dans le dos, sous le bras, sur la poitrine, sous le mamelon, suivant les indications de la lésion, transmises par l'oreille.

Les bons effets de la vésication sont rapides, évidents et puissants.

Le vésicatoire est pansé avec de la vaseline boriquée ou sublimée, ou plus simplement avec du beurre frais étendu sur du papier brouillard. On recouvre d'une couche de ouate hydrophile maintenue par un bandage de corps ou une serviette munie de bretelles. De cette façon, le vésicatoire ne fait pas trop mal.

Le vésicatoire sera laissé en place en moyenne 8 heures. Laissé plus longtemps le contact favorise l'absorption de la cantharide et les accidents vésicaux.

Le vésicatoire doit être appliqué directement sur la peau, sans interposer de papier huilé. S'il y a absorption de cantharide, dans la majorité des cas elle ne peut nuire au malade.

Chez les malades susceptibles à la cantharide et chez les enfants on peut appliquer le vésicatoire rose au cantharidate de soude, dont les effets vésicaux sont bien moins à craindre.

Certains malades préfèrent le vésicatoire aux raies de feu, environ un malade sur vingt.

Le vésicatoire bien appliqué, au niveau de la lésion, obtient un résultat puissant. Mais il faut savoir que le tubercule ne se traduit à l'auscultation que lorsqu'il existe depuis longtemps.

Les tubercules se localisent au sommet des poumons, c'est la règle. Mais il existe très souvent des tubercules isolés, disséminés dans l'étendue des poumons, et ne traduisant leur présence que tardivement, et par un léger signe. Il faut savoir interpréter ce léger symptôme, pour appliquer un petit vésicatoire au niveau du point où il se montre.

III. — RAIES DE FEU.

Le vésicatoire est toujours douloureux. Chez beaucoup de malades la sensibilité est exagérée, exaltée, surtout au voisinage des lésions. Aussi beaucoup de malades reculent devant la douleur du vésicatoire.

D'autres malades qui accepteraient un vésicatoire, ne peuvent l'appliquer parce qu'ils seraient obligés de garder la chambre pendant un jour ou deux. Ils seraient forcés de supprimer leur travail qui est leur gagne-pain. Il n'est pas possible à un ouvrier de travailler avec les bras quand il a un vésicatoire actif sur l'épaule.

Pour ces raisons, les malades préfèrent les raies de feu telles que je les applique, c'est-à-dire les raies de feu indolores, les raies de feu sans douleur.

Les raies de feu appliquées avec art ne font pas mal. Elles ne déterminent aucune douleur, elles provoquent une sensation qui est supportable, qui n'est pas pénible, et en comparaison de laquelle une piqûre d'épingle est douloureuse.

Les raies de feu s'appliquent avec le thermocautère, de préférence avec un couteau courbe sur le tranchant.

Le thermocautère doit être chauffé au rouge sombre et non au rouge blanc.

Le thermocautère doit effleurer la peau, *légèrement* et *rapidement*.

L'élève qui s'exerce doit approcher progressivement le thermocautère de la surface de la peau, en manœuvrant l'instrument de droite à gauche. De cette façon il passe dix fois près de la peau avant de la toucher, et il arrive ainsi à effleurer la peau *légèrement* et *rapidement* avec le thermocautère.

La douleur est nulle.

Au début, pour une raie de feu, l'élève doit passer environ dix fois l'instrument près de la peau avant de la toucher légèrement.

Avec une pratique suffisante, pour une raie de feu l'élève ne passera plus qu'une fois sans toucher la peau.

Au bout de six mois d'exercices journaliers, l'élève devenu maître, appliquera les raies de feu légèrement, rapidement, sans faire mal, et sans s'y reprendre à plusieurs fois.

L'élève doit s'appliquer à soigner deux temps que nous désignerons.

1° *Le point de chute.*

2° *L'espace préchutal.*

Enfin il doit tenir compte de

3° *La vitesse.*

1° LE POINT DE CHUTE. — C'est le point de la peau que le thermocautère vient toucher, vient aborder. Le coup de thermocautère doit être donné en oblique, de façon à faire avec la peau un angle très oblique. De cette façon la pointe du thermocautère glisse légèrement et rapidement sans appuyer trop fort sur la peau.

2° L'ESPACE PRÉCHUTAL. — C'est l'espace qui précède le point de chute. Chez les débutants il est un écueil. Il doit avoir dix centimètres d'étendue ; c'est-à-dire que le thermocautère doit se trouver à dix centimètres du point de chute ; le thermocautère doit parcourir dix centimètres avant de toucher la peau.

3° LA VITESSE. — La vitesse avec laquelle le thermocautère est promené sur la peau est à considérer, elle ne doit être ni trop grande ni trop petite.

Si la vitesse est trop grande, la révulsion n'est pas assez puissante, la douleur il est vrai est nulle.

Si la vitesse est trop petite, le thermocautère chemine lentement sur la peau et occasionne une brûlure douloureuse.

La pratique et l'observation donnent la vitesse à obtenir.

La vitesse, la légéreté, la chaleur du thermo donnent trois conditions, dont la résultante est de ne pas faire mal au malade. Ces conditions peuvent s'équilibrer.

Si la main est lourde, elle devra être plus rapide.

Si la main est légère, elle pourra être plus lente.

Si le thermocautère est au blanc, il devra être rapide et léger.

Si le thermocautère est au rouge sombre il pourra être moins rapide et moins léger.

Le meilleur thermocautère est le thermocautère de Paquelin.

On peut se servir d'une pointe droite ou d'une pointe courbe, mais il ne faut pas se servir du tranchant du couteau pour faire la raie de feu. Il faut se servir de la ligne courbe qui forme l'extrémité de ce couteau pour la promener parallèlement à elle-même, par conséquent perpendiculairement au plan du couteau, comme si on râclait la peau avec l'extrémité arrondie du couteau.

Ce n'est pas de toucher la peau en un point restreint qui diminue la douleur, c'est de toucher la peau *légèrement* et *rapidement*.

Le couteau doit être à bords arrondis ou aplatis. Si le couteau est à bords aplatis quoique mousses, la raie faite dans le sens du tranchant mousse est douloureuse. Tandis que, avec le même couteau, la raie de feu est sans douleur, si elle est faite perpendiculairement au tranchant mousse, en râclant avec ce tranchant mousse, et non en coupant.

Les faits s'expliquent mieux en action qu'en paroles.

Pour que le thermocautère marche bien, la pointe ou le couteau doivent être assez gros. On chauffe le thermocautère convenablement pour l'allumer, puis par la soufflerie on le porte au rouge.

Pour appliquer les raies de feu sans douleurs, on attend qu'il soit au rouge obscur, et même au chaud obscur.

Des personnes pensent que le thermocautère chauffé à blanc est moins douloureux qu'au rouge sombre. Vérification faite nombre de fois, le thermocautère chauffé à blanc est plus douloureux qu'au rouge obscur. De plus, il effraie le malade. Tandis que thermocautère au chaud obscur ne l'effraie pas.

Presque tous les malades peuvent être soignés avec le couteau ordinaire.

Quelques-uns, très sensibles, ne peuvent pas le supporter même bien manié.

Pour ces personnes à sensibilité exagérée, j'ai imaginé une modification à la pointe du thermocautère, modification que tous les fabricants peuvent faire.

La mousse de platine qui allume l'essence sous le capuchon métallique qui forme la pointe, cette mousse au lieu d'être portée à l'extrémité de la pointe, est reculée de cinq millimètres, et ne se trouve plus qu'à environ cinq millimètres de la pointe.

Quand on allume l'appareil, l'extrémité de la pointe peut rester noire, alors que le corps de la pointe est rouge. On a de la sorte, une pointe donnant une chaleur forte ou faible à volonté.

En mettant les raies de feu un peu rapidement, l'extrémité de la pointe n'a pas le temps de trop s'échauffer, alors que le corps de la pointe reste rouge.

Avec cette pointe de thermocautère, on peut appliquer les raies de feu sans faire mal, même aux enfants, même aux personnes à sensibilité maladive.

Cependant il ne faut pas oublier qu'il faut un peu d'adresse, et surtout qu'il faut savoir manier l'instrument.

Pour que le thermocautère marche bien, il faut :

1° Un robinet qui régularise le mélange d'air et d'essence.

2° Faire chauffer l'essence quand il fait froid.

Le thermocautère de Paquelin étant tombé dans le domaine public, dans ces derniers temps on a fabriqué des pointes et des couteaux perfectionnés et plus petits que les anciens, à prix moins élevé. Ces instruments ne valent pas de beaucoup l'ancien thermocautère, ils se dérangent souvent, ont besoin de réparations, et reviennent en définitive à un prix bien plus élevé.

L'instrument que je préfère est le couteau droit, ou la pointe courbe, ou le couteau courbe sur son tranchant, c'est-à-dire à courbure faite dans le plan du couteau. Cette courbure qui n'est pas dans le commerce n'est donnée que sur demande spéciale.

On peut poser en principe que le médecin qui applique les raies de feu en faisant mal au malade, manque d'adresse et de savoir faire.

Les raies de feu sont appliquées dans le dos, dans toute l'étendue correspondant aux deux poumons, et sur la poitrine, sous les clavicules, jusqu'au mamelon.

Pourquoi appliquer des raies de feu à des endroits où nulle lésion ne se trouvait ?

Plusieurs motifs :

1° La révulsion se fait par sympathie du poumon sain sur le poumon malade. La révulsion qui a pour but de décongestionner les poumons, en actionnant le poumon sain, actionne le poumon malade. En actionnant une partie saine d'un poumon, la révulsion agit sur la partie malade de ce même poumon.

2° Quand le tubercule se traduit à l'auscultation par un signe physique, ce tubercule existe depuis longtemps. Lorsqu'il y a une localisation perçue au sommet d'un poumon, il y a certainement des tubercules en voie de formation, disséminés autour de la localisation, à une certaine distance, et quelquefois même dans toute l'étendue du poumon ou des poumons. On assiste quelquefois à la regression de ces tubercules de formation récente quand on se trouve en présence d'un malade atteint de tuberculose aiguë et qui n'a pas été soigné. Les deux sommets se trouvent pris, sièges de lésions plus ou moins avancées. Au bout d'un mois ou deux de traitement, un sommet seul reste siège de la localisation tuberculeuse, l'autre ne présentant plus aucun signe de tuberculose active.

3° La révulsion par le feu est un tonique nerveux, un stimulant nerveux, un excitant nerveux qui agit sur l'état général. Elle réveille la vitalité chez les gens qui n'ont pas la force de vivre et de lutter contre le mal. Cette excitation générale est utile à toutes les fonctions et, en particulier, à la fonction de la digestion. Elle favorise l'alimentation, élément si important dans le traitement de la tuberculose. L'application du feu, n'importe où, sur le corps, est un excitant général.

4° La révulsion favorise la formation de cellules phagocytes, les soldats qui vont à la bataille, quelle que soit la région qui donne son contingent de soldats, de cellules phagocytes, peu importe pour se défendre contre l'ennemi commun. Tous les soldats sont utiles.

Cette puissance d'action pour mettre en mouvement tous les ressorts de l'organisme est cause quelques fois, mais très rarement, d'une légère hémoptysie. L'hémoptysie, dans ce cas, n'est pas à craindre; elle est le témoin de la lutte que livre l'organisme contre les germes de maladie.

Les raies de feu sont très bien supportées dans le dos. Elles sont assez bien supportées sur la poitrine. On doit les appliquer dans le dos et sur la poitrine tous les deux jours, tous les quatre jours ou tous les huit jours, suivant l'intensité du mal. Sur les côtés de la poitrine, sous les bras, les raies de feu sont plus difficiles à appliquer, et elles sont moins bien acceptées; aussi on peut s'en abstenir. Cependant, quand il existe des signes de lésions à cet endroit, il faut les appliquer. En prenant quelque soin, quelque précaution, quelque attention, on arrivera à les faire supporter.

Les raies de feu sont appliquées au nombre de 200 à 1,000 par séance, sur le thorax.

Dans des cas exceptionnels, on peut en appliquer 2000, mais il ne faut pas vouloir trop bien faire. Il ne faut pas vouloir appliquer trop de raies de feu. La révulsion trop puissante est un traumatisme qui s'accompagne de courbature, de faiblesse, de lassitude; quelquefois même il occasionne un petit accès de fièvre. Le but est dépassé. Il est des malades (un sur vingt), qui ne peuvent accepter les raies de feu en grand nombre sans avoir un peu de courbature.

Comme pour tout, la révulsion doit être administrée avec mesure; il en faut assez, il n'en faut pas trop.

200 raies de feu sur le thorax est un minimum.

400 raies de feu est une moyenne convenable.

800 raies de feu est une forte dose.

Je compte toujours les raies de feu, et pour plus de facilité, je compte un pour deux raies de feu.

Quand j'ai compté jusqu'à cent, il y a 200 raies de feu appliquées.

Il faut se mettre en bonne position pour appliquer les raies de feu, et ne pas faire mal.

Au milieu du dos, les raies de feu seront appliquées verticalement, c'est-à-dire de haut en bas.

Sur l'épaule (fosse sus-épineuse), deux directions, les raies seront horizontales ou verticales.

Sous les omoplates (fosses sous-épineuses), en partant de la colonne vertébrale, obliques de haut en bas ou obliques de bas en haut.

9

Sous les omoplates, en suivant la ligne des côtes, ou horizontales.

Sous les clavicules, verticales ou horizontales; près des épaules, verticales.

La facilité avec laquelle on applique les raies de feu donne la mesure de l'embonpoint que gagne le malade.

Au début, les raies de feu sont difficiles à appliquer sur les épaules maigres, dans les fosses sus-épineuses qui sont creuses.

Après quelque temps de traitement, le malade engraisse, les parties creuses se remplissent et deviennent bombées, les raies de feu sont plus faciles à appliquer.

Sur les côtes, quand le malade est maigre, au début les raies de feu sont difficiles à appliquer. Puis le malade engraisse et les raies de feu sont faciles à appliquer à ces endroits.

Sous la clavicule, près des épaules, sont des creux qu'il est difficile à atteindre au début, le malade étant maigre. Le malade engraisse et les raies de feu sont faciles à appliquer dans ces mêmes endroits.

Malgré tout, il faut faire effacer les épaules, les faire porter en arrière par le malade pour que l'application des raies de feu sous les clavicules soit plus facile.

Les raies de feu ne laissent pas des traces persistantes sur la peau comme le font les pointes de feu, ce qui a son importance pour certaines femmes obligées de paraître dans le monde. Après trois mois, toute trace de raie de feu a disparu complétement.

Les raies de feu ne s'appliquent pas seulement sur les poumons.

Les raies de feu s'appliquent à toutes les localisations tuberculeuses, épididymite, tumeurs blanches, adénites, ténosite. Elles sont puissantes pour lutter contre le mal.

Elles sont d'autant plus puissantes que la lésion tuberculeuse est prise au début.

Dans les tuberculoses locales anciennes, dans les tumeurs blanches compliquées d'abcès, d'ostéite, de périostite, de fongosité, de ténosité, de tendovaginite, et tout le cortège de la tumeur blanche, les raies de feu ont un pouvoir tout puissant, et rien ne leur résiste.

Dans ces cas de tumeurs blanches, les raies de feu ne peuvent se remplacer par le vésicatoire et lui sont supérieures.

Il faut avoir la conscience d'appliquer les raies de feu trois fois ou deux fois par semaine, tant que la lésion existe, tant qu'il existe un germe tuberculeux enclavé dans les tissus, c'est-à-dire pendant un an ou deux ans, quelquefois trois ans et quatre ans.

Je pense qu'il est préférable de respecter les abcès sous-cutanés accompagnant les tumeurs blanches et ne pas les ouvrir. On peut les traiter par les injections d'éther iodoformé au dixième, ou les injections de naphtol camphré, ou d'autres procédés devenu courants.

Les raies de feu doivent être appliquées même sur la peau tendue de l'abcès, la révulsion ramène la vie dans les tissus, durcit ces tissus et aide la guérison spontanée.

Le pouvoir tout puissant des raies de feu bien appliquées sur les tumeurs blanches tient du prodige.

Quand il y a inflammation aiguë de tout ou partie de la tumeur blanche, les raies de feu doivent être appliquées trois fois par semaine, ou même tous les deux jours. Elles doivent être appliquées sur toute la surface de la tumeur blanche et dépasser en haut et en bas de quelques centimètres les limites de cette tumeur.

Le nombre des raies de feu à appliquer à une tumeur blanche est de 200 à 1000 chaque séance.

Le nombre de raies de feu à appliquer à l'épididymite tuberculeuse est de 50 à 100, ces raies de feu sont assez délicates à appliquer et assez douloureuses pour le malade.

Adénite.

L'adénite tuberculeuse est rapidement modifiée par les raies de feu. Dans l'espace de un à deux mois, certaines adénites sous-maxillaires se résolvent et disparaissent.

La révulsion bien conduite est un moyen puissant auquel aucune tuberculose ne résiste.

Mais il faut continuer la révulsion tant que le germe tuberculeux existe dans les tissus.

Il faut continuer la révulsion pendant un an après que la guérison apparente est survenue. Il faut continuer la révulsion par les raies de feu tant que les poumons présentent le moindre signe humide, tant que l'articulation n'est pas revenue à l'état normal.

La tuberculose est la maladie la plus facile à guérir, c'est pour cela que les raies de feu ont un effet puissant et souverain sur les tuberculoses. Il suffit que l'on fasse quelque chose pour que la tuberculose cède, s'efface, disparaisse.

Un autre avantage de la révulsion par les raies de feu c'est qu'elle est un critérium de la nature tuberculeuse d'une lésion.

La révulsion par les raies de feu aide au diagnostic d'une lésion. Si la lésion est tuberculeuse, elle cède aux raies de feu, d'une façon constante et sans aucune exception.

Si la lésion ne cède pas aux raies de feu, elle n'est pas tuberculeuse.

IV. — SINAPISMES.

La révulsion peut se faire quelquefois au moyen du sinapisme, mais le sinapisme a plutôt un effet sur le centre nerveux, et provoque un réflexe dont le résultat est de décongestionner le poumon.

Le sinapisme donne d'excellents résultats en cas de congestion aiguë du poumon. Mais il n'a pas l'action des raies de feu ou du vésicatoire. Il ne peut remplacer les raies de feu ou le vésicatoire, tandis que les raies de feu et le vésicatoire peuvent souvent se remplacer l'un par l'autre.

Teinture d'iode.

Il est un procédé inoffensif et cependant efficace, qui peut rendre des services au tuberculeux. C'est le badigeonnage du thorax avec la teinture d'iode. On obtient ainsi une révulsion que l'on peut graduer à volonté. Cette révulsion peut être utilisée par le malade quand il ne peut avoir la révulsion par les raies de feu, ou quand il ne peut la supporter.

Le malade se fait badigeonner la poitrine et le dos avec une couche de teinture d'iode, au moyen d'un pinceau.

On peut renouveller ces applications de teinture d'iode plusieurs fois, à raison d'une couche ou d'un badigeonnage par jour. Ordinairement trois ou quatre badigeonnages suffisent pour amener une révulsion active sans entamer la peau. On cesse huit jours et l'on recommence suivant la façon dont le malade peut supporter cette révulsion.

Ce moyen s'il est inoffensif a l'inconvénient d'être trop peu actif et sans résultat désirable.

CHAPITRE V.

—

PHOSPHATES.

I. Phosphates. — II. Les glycérophosphates. — III. Les phosphates acides solubles. — IV. Les hypophosphites. — V. Phosphates neutres. — VI. Injections de sérum artificiel.

I. — PHOSPHATES.

Les phosphates sont universellement reconnus bons.

Ils n'ont aucun inconvénient.

Leur effet n'est pas évident. Je voudrais être convaincu de

leur action plus que je ne le suis. Cependant je les crois excellents.

J'ai constaté une amélioration rapide et évidente dans certains cas, amélioration que j'attribuais aux phosphates.

Certains spécialistes soignent la tuberculose par les phosphates seuls.

Ma conviction de l'utilité des phosphates n'est pas aussi bien établie que pour l'huile de foie de morue. Mais je les crois utiles, nécessaires, indispensables au traitement de la tuberculose.

Le fait brutal est celui-ci :

A l'autopsie de vieillards, la guérison de la tuberculose se constate par l'incrustation de sels calcaires, analogues à ceux de l'os.

Donc ce sont les phosphates et les carbonates de chaux qui donnent la guérison.

Le carbonate de chaux est très répandu, et l'alimentation ordinaire en contient toujours une grande quantité.

Les phosphates ne sont pas aussi abondants, aussi est-on obligé d'en donner un supplément.

D'un autre côté, les phosphates favorisent la nutrition intime des tissus, et la formation de ces tissus.

Les phosphates favorisent la formation des éléments nobles de l'organisme, les cellules phagocytes, les cellules nerveuses, et par là ils sont utiles pour soutenir la lutte contre la tuberculose.

L'action des phosphates n'est pas évidente, mais il faut reconnaître que les malades qui prennent des phosphates, en même temps que l'huile de foie de morue, le tannin et la créosote, ces malades ont une amélioration rapide et persistante.

L'action des phosphates, si elle paraît lente et impuissante lorsqu'ils sont donnés seuls, a pour résultat une guérison consolidée et persistante quand ils sont associés aux autres agents.

Les sels sont des produits nécessaires à l'organisme, les sels se trouvent tous dans l'alimentation : chaux, soude, potasse, magnésie, soufre, chlore, phosphore.

Le phosphore seul se trouve en moins grande quantité dans l'alimentation ordinaire, qui est au contraire très riche en chlorure de sodium, en carbonate de chaux.

C'est pour cela qu'il est bon de donner au tuberculeux un supplément de phosphates, et on peut ajouter avec les phosphates, divers sels très utiles à l'alimentation.

Ce passage des sels dans l'organisme favorise l'incrustation des tubercules.

Plusieurs préparations ont été proposées.

II. — LES GLYCÉROPHOSPHATES DE CHAUX
DE SOUDE, DE POTASSE.

Ce sont des produits chers et nouveaux que je ne crois pas supérieurs aux phosphates solubles et aux hypophosphites.

Les glycérophosphates sont chers, par conséquent ils ne sont pas à la portée de toutes les bourses.

Ils sont chers. C'est la raison pour laquelle ils sont souvent fraudés. Un produit inerte et sans valeur thérapeutique peut être vendu à la place du produit efficace et de bonne qualité. J'ai reçu de nombreuses doléances de pharmaciens qui ne pouvaient se procurer de bon glycérophosphate de chaux.

Ils sont chers. Chaque pharmacien peut prendre un produit d'origine quelconque, y mettre une étiquette bien choisie, et faire une spécialité dont l'enveloppe ressemble à celle des produits les meilleurs.

La vérification n'est pas pratiquement possible.

Si le médecin prescrit une marque recommandable, le pharmacien accuse le médecin d'avoir quelque intérêt.

Il offre sa marque qui est un peu moins chère en affirmant que c'est le même produit.

Les glycérophosphates en solution s'altèrent facilement. Ils sont envahis par des colonies de champignons et de microbes qui trouvent une alimentation d'une richesse très favorable à leur multiplication rapide.

Pour toutes ces raisons, je prescris rarement les glycérophosphates.

La dose active des glycérophosphates est de deux grammes par jour. Quand le produit est de bonne qualité le résultat est réel.

III. — LES PHOSPHATES ACIDES SOLUBLES.

1° Biphosphate de chaux.
2° Lactophosphate de chaux.
3° Chlorhydrophosphate de chaux.

On les prescrit à petite dose, 0,05 décigrammes à 1 gramme par jour.

Dans ces trois préparations le phosphate de chaux est en solution grâce à l'acide phosphorique, à l'acide lactique ou à l'acide chlorhydrique.

Ces sels contiennent à peu près moitié phosphate de chaux et moitié acide.

Ils ont tous l'inconvénient d'être acides et de ne pas être tolérés facilement par l'estomac, aussi on les prescrit à petite dose, 0,05 décigrammes à 1 gramme par jour. Les doses plus élevées occasionnent l'intolérance de l'estomac.

Ils ont chacun leurs avantages et leurs inconvénients.

1° Le biphosphate de chaux est un phosphate de chaux en solution grâce à l'acide phosphorique. C'est le sel qui contient à poids égal le plus de phosphore, mais cette considération a peu de valeur.

L'acide phosphorique est un acide puissant qui fatigue

l'estomac rapidement, s'il est pris à dose un peu élevée. Mais c'est la préparation la plus stable.

2° Le lactophosphate de chaux est du phosphate de chaux en solution grâce à l'acide lactique.

L'acide lactique est un acide faible, très bien toléré par l'estomac à la dose de 5 à 10 grammes dans une journée, c'est-à-dire à dose dix fois plus forte que celle qui est contenue dans le lactophosphate pris en un jour.

Mais il ne se conserve pas très bien, aussi les pharmaciens donnent volontiers du biphosphate de chaux au lieu de lactophosphate de chaux demandé.

3° Le chlorhydrophosphate de chaux est du phosphate de chaux en solution à la faveur de l'acide chlorhydrique; l'acide chlorhydrique est l'acide de la digestion.

Certaines dyspepsies s'en trouvent bien, ce sont celles qui manquent d'acide. On peut le donner aux dyspeptiques, qui s'en trouvent bien dans les premiers temps de son usage.

Les phosphates acides se donnent en solution, ou en sirop, ordinairement à 2 pour 100 ou à 3 pour 100.

> Biphosphate de chaux. . . . .   30 gr.
> Eau ou sirop . . . . 1000 gr.

Une cuillerée à bouche à chaque repas.

> Lactophosphate de chaux . . . .   30 gr.
> Eau ou sirop. . . . . 1000 gr.

Une cuillerée à bouche à chaque repas.

> Chlorhydrophosphate de chaux . . . . . .   30 gr.
> Eau ou sirop . . . . 1000 gr.

Une cuillerée à bouche avant chaque repas.

Chaque cuillerée contient 0.05 décigr. de phosphate acide.

On peut réunir les trois sels, c'est la préparation de choix, chaque acide étant en moins grande proportion.

> Chlorhydrophosphate de chaux . . . . . .   10 gr.
> Lactophosphate de chaux . . . .   10 gr.
> Biphosphate de chaux. . . . .   10 gr.
> Eau ou sirop. . . . . 1000 gr.

Une cuillerée à bouche avant chaque repas.

L'écueil c'est que le pharmacien mette du biphosphate seul, dans la solution.

La vérification ne peut être faite par le médecin et demande une analyse chimique.

IV. — LES HYPOPHOSPHITES DE CHAUX ET DE SOUDE.

Ce sont des sels légèrement acides au goût. Leur action est excellente. Ils ne sont pas acides comme les phosphates acides de chaux, et sont tolérés indéfiniment par l'estomac.

On les prescrit à petite dose, 0,5 décigrammes à 1 gramme par jour.

Solution à 2 pour 100 ou à 3 pour 100 :

Hypophosphite de chaux.	20 gr.
Hypophosphite de soude	20 gr.
Eau ou sirop	1000 gr.

Une cuillerée à bouche avant chaque repas.

Chaque cuillerée contient 0,2 décigrammes de chaque hypophosphite, soit 0,4 décigrammes d'hypophosphite par cuillerée.

Autre formule :

Hypophosphite de chaux.	30 gr.
Hypophosphite de soude.	30 gr.
Eau ou sirop.	1000 gr.

Une cuillerée à bouche avant chaque repas.

Environ 0,35 centigrammes de chaque hypophosphite par cuillerée à bouche. Environ 0,70 centigrammes des deux hypophosphites, par cuillerée à bouche.

Il est quelquefois plus facile au malade de prendre les hypophosphites en poudre.

Hypophosphite de chaux.	30 gr.
Hypophosphite de soude.	30 gr.

Une pincée à chaque repas dans la boisson du repas,
Soit l'extrémité d'un couteau à dessert.

V. — PHOSPHATES NEUTRES.

1° *Phosphates neutres solubles.*

Phosphate de soude.

Phosphate de potasse.

Ce sont des sels qui ont l'avantage de ne pas être acides et d'être facilement solubles dans l'eau.

Le phosphate de soude est un tonique excellent.

Le phosphate de potasse est le sel le plus important du muscle, et si le tuberculeux maigrit, la déperdition de phosphate de potasse par les crachats est une des principales causes.

On peut associer les phosphates dans la formule.

Phosphate de soude	25 gr.
Phosphate de potasse.	25 gr.
Sulfate de soude.	25 gr.
Hyposulfite de soude	25 gr.
Eau, q. s. pour.	1000 gr.

Une cuillerée à bouche à chaque repas dans le premier verre de boisson.

2° *Phosphate neutre de chaux.*

Monocalcique, bicalcique, tricalcique.

Ce sont des sels insolubles.

Ils peuvent être donnés en cachet, ils se dissolvent à la faveur des acides de l'estomac.

Ils peuvent être associés aux phosphates de soude et de potasse dans la formule :

Phosphate de soude	25 gr.
Phosphate de potasse	25 gr.
Chlorhydrophosphate de chaux.	25 gr.
Sulfate de soude.	25 gr.
Eau	1000 gr.

Une cuillerée à bouche à chaque repas.

Il se forme un précipité de phosphate de chaux, qui, étant récent, est mieux assimilable.

On peut dissoudre cet excès de phosphate par un excès d'acide phosphorique ou d'acide chlorhydrique.

Formule de sirop phosphaté.

Sirop des trois phosphates.

Solution A.	Phosphate de soude	25 gr.
	Phosphate acide de potasse	25 gr.
	Eau	250 gr.
Solution B.	Lactophosphate de chaux	25 gr.
	Eau	250 gr.

Mélanger les deux solutions; il se produit un précipité de phosphate de chaux que l'on redissout en ajoutant de l'acide chlorhydrique, environ 8 grammes.

Verser le tout sur du sucre blanc, 750 grammes.

Faire le sirop à une douce chaleur, aromatiser avec un peu d'alcoolature de citron.

Dans cette préparation, on peut remplacer le lactophosphate par le biphosphate plus stable.

On peut remplacer l'acide chlorhydrique par l'acide phosphorique.

La Tisane de céréales.

Dans certaines campagnes, on prépare une tisane de céréales qui a la réputation de guérir la tuberculose.

On prend un mélange, à parties égales, de blé, orge, avoine, seigle.

On fait bouillir une cuillère à bouche du mélange dans un litre d'eau, jusqu'à réduction de moitié. On a une tisane un peu épaisse, dont le principal mérite consiste à tenir en solution des phosphates organiques, plus assimilables que les phosphates chimiques.

Cette tisane doit être prise dans la journée, elle ne se conserve pas.

Certains malades demandent une tisane, on peut leur prescrire cette tisane, ou bien la tisane d'orge, la tisane d'avoine.

Les huîtres sont un aliment contenant des phosphates organiques excellents. L'huître possède un organe qui fabrique des sels calcaires pour la formation de sa coquille, les sels sont élaborés dans le corps de l'huître et sont prêts à être utilisés. En mangeant l'huître, le malade absorbe des sels calcaires, prêts à être utilisés pour incruster les tubercules.

Les anciens faisaient dissoudre *une perle* dans un acide pour la prendre lorsqu'elle était dissoute. Ils prenaient ainsi une solution de phosphate acide de chaux.

La moelle des os est un corps gras, phosphaté, renfermant des phosphates et des sels prêts pour l'incrustation des os; c'est un excellent aliment que l'on peut donner aux malades.

VI. — INJECTIONS DE SÉRUM ARTIFICIEL.

Les phosphates peuvent s'administrer sous forme d'injection hypodermique.

Ce sont :

Le glycérophosphate de chaux.

Le glycérophosphate de soude.

En solution dans l'eau distillée.

> Eau. . . . . 4 gr.
> Glycérophosphate de soude. . . . . 1 gr.

Le glycérophosphate de chaux est peu soluble et n'est pas aussi avantageux.

Il existe dans le commerce des ampoules contenant chacune la quantité nécessaire à une injection.

Le phosphate de soude peut être associé à plusieurs sels pour former des sérums artificiels.

> Formule : Phosphate de soude. . . . . 10 gr.
> Sulfate de soude 10
> Eau distillée 1.000

Autre formule : Phosphate de soude . . . . 10 gr.
               Sulfate de soude 10
               Chlorure de sodium 10
               Eau distillée 1.000

Autre formule : Phosphate de soude. . . . . 10 gr.
               Sulfate de soude 10
               Chlorure de sodium. 10
               Acide phénique. 1
               Eau distillée 1.000

Le phosphate de soude se précipite à une basse température.

Ces injections sont inoffensives ; on peut injecter de 1 à 100 centimètres cubes.

On peut associer à ces sérums artificiels divers médicaments : le sulfate de strychnine, le gaïacol, qui est plus facilement injecté dans de l'huile.

On peut alterner et faire une injection de sérum artificiel un jour, une injection d'huile gaïacolée 1/5ᵉ le jour suivant.

Toutefois, il faut savoir que les injections de sérum artificiel sont discutées. Elles déterminent quelquefois une surexcitation nutritive qui serait préjudiciable au malade. Bien dirigées, elles sont sans inconvénient.

Les phosphates sont inoffensifs, ils n'ont aucun inconvénient, il faut donc les prescrire pendant toute la durée de la maladie, c'est-à-dire pendant plus de trois ans.

Le tuberculeux doit prendre les phosphates avec persévérance, tous les jours, deux ou trois fois par jour, sans omettre un seul jour de les prendre.

Toutefois une alimentation abondante renferme des phosphates en quantité suffisante. Les œufs renferment une assez grande proportion de sels et de phosphates. Si le malade se nourrit abondamment, s'il prend des œufs chaque jour, il absorbera de cette façon la quantité de sels et de phosphates qui lui sont nécessaires.

Les phosphates activent la nutrition et les échanges chimiques des tissus. Les sels, par leur action endosmotique, par leur action de dissolution, font servir les lois physiques aux échanges nutritifs de nos tissus ; ils forcent la nutrition chimique des tissus ; ils forcent les échanges chimiques des corps élémentaires composant les cellules.

CHAPITRE VI.

—

ERGOTININE.

Chez le tuberculeux, le poumon est congestionné.
Les causes de la congestion pulmonaire sont :
1° *La lésion pulmonaire.*
2° *L'empoisonnement par le bacille tuberculeur.*
3° *L'épuisement nerceur.*

1. — *La lésion tuberculeuse.*

Quand une région quelconque est envahie par les germes de maladie, cette région est le siége d'un changement particulier : *l'inflammation.*

Les vaisseaux sanguins sont congestionnés, l'apport de sang est plus grand, pour favoriser la lutte contre l'ennemi. Les cellules phagocytes, qui sont les soldats de l'organisme, se forment en plus grande quantité et sont l'objet d'une production, d'une fabrication plus grande.

Le sang qui les porte arrive au point lésé en quantité plus abondante.

La vie est plus active, la lutte est plus active.

Un furoncle donne un exemple de cette lutte que l'on peut voir sur une région accessible à la vue.

2. — *Empoisonnement par le bacille tuberculeux.*

Le poumon est congestionné du fait de l'empoisonnement par le germe tuberculeux. Ce poison est un paralysant.

En dehors de toute lésion tuberculeuse au poumon, ce poison est un vaso-dilatateur et favorise la congestion des poumons.

3. — *Épuisement nerveux d'origine centrale.*

Le poumon est congestionné du fait de l'épuisement nerveux.

Chez tout organisme surmené, épuisé par une fatigue exagérée, la circulation est défectueuse et se ressent de l'épuisement général. La circulation est lente, ralentie, entravée, parce que le cœur se contracte mollement, parce que les artères réagissent avec moins d'élasticité, parce que les capillaires ne se contractent plus et restent dilatés.

Cet épuisement, qui siège dans le centre nerveux, retentit sur tout l'organisme, et en particulier sur les vaso-moteurs du poumon.

Le tuberculeux est un organisme épuisé, surmené, fatigué par la lutte incessante qu'il soutient contre l'ennemi qui le dévore au dedans.

Il est épuisé par la défaite qu'il subit à chaque instant.

Toutes ses forces s'en vont. Une petite marche est l'occasion de fatigue, un petit travail est l'occasion d'épuisement.

Monter un escalier de six étages, pour le tuberculeux en puissance de maladie, équivaut à une marche de 10 kilomètres pour un homme sain.

Dès qu'une fatigue survient, c'est le poumon qui est congestionné chez le tuberculeux.

Si le tuberculeux a froid, c'est le poumon qui est congestionné.

Si le tuberculeux ne digère pas bien, le poumon est congestionné.

Pour tous ces motifs il faut lutter contre la congestion du poumon, et tonifier le système nerveux.

Le médicament par excellence est l'*Ergotinine*.

L'ergotinine doit être donnée sous forme de solution d'ergotinine Tanret.

Plusieurs produits paraissent pouvoir se remplacer l'un par l'autre.

1° L'ergot de seigle récemment pulvérisé (dose 1 à 4 gr.).

2° L'extrait d'ergot (dose 1 à 4 gr.).

3° L'ergotine (dose 1 à 4 gr.).

4° L'ergotinine (dose 0,001 milligr.).

Le produit le plus sûr, celui qui donne des résultats constants est l'*ergotinine*.

La manière pratique de donner l'ergotinine est d'employer la solution d'ergotinine Tanret, solution au millième. Un gramme de solution, soit 20 gouttes, contient un milligramme d'ergotinine.

La solution d'ergotinine arrête les hémoptysies alors que les autres préparations ne les arrêtent pas.

La solution d'ergotinine Tanret est supportée par l'estomac alors que les autres préparations, poudre d'ergot, extrait d'ergot, ergotine, donnent assez souvent des maux d'estomac, quand leur emploi est prolongé.

Il faut donc se servir de la préparation sûre, efficace, toujours fidèle.

La solution d'ergotinine Tanret se donne à la dose de 10 gouttes par jour, ou 20 gouttes par jour, ou même 30 gouttes par jour.

L'ergotinine détermine chez certains malades des phénomènes d'ergotisme se traduisant par des manifestations cutanées, variables.

Il faut cesser l'ergotinine chez ces malades, ou être très prudent et donner de petites doses.

Dans les cas d'infiltration de tout un poumon, forme de tuberculose assez fréquente, l'ergotinine donnée chaque jour et prolongée pendant un mois, donne des résultats remarquables, que ne donnent ni le tannin, ni la créosote, ni l'huile de foie de morue, ni la révulsion isolés ou associés.

L'ergotinine étant un produit cher, je ne l'emploie que quand les moyens ordinaires ont échoué, c'est-à-dire sont insuffisants pour obtenir un résultat rapide.

L'ergotinine, quand elle n'est pas tolérée, peut se remplacer par la teinture d'hamamelis virginica, par la teinture d'hydrastis canadensis, deux produits qui ont pour résultats de resserrer des petits vaisseaux et surtout aux points congestionnés.

On peut leur associer :

La teinture de viburnum prunifolium qui est également un décongestionnant.

La teinture d'aconit, qui décongestionne le poumon. Toutefois, l'aconit est un médicament à surveiller.

L'ergotinine est un tonique nerveux, il lutte contre le mal en utilisant les réactions nerveuses, il peut être aidé dans ce mode d'action par la *strychnine*.

Ces deux médicaments, *strychnine* et *ergotinine*, sont deux toniques nerveux qui agissent différemment, qui se complètent l'un l'autre, et qui multiplient leurs effets l'un par l'autre. Ces deux toniques nerveux obvient à un symptôme important chez le tuberculeux.

La teinture d'hamamelis virginica se donne à la dose de 2 à 6 grammes par jour.

Formule :

Teinture d'hamamelis virginica . . . . 3) gr.

Prendre 20 gouttes quatre fois par jour (80 gouttes par jour.)

La teinture d'hydrastis canadensis se donne à la dose de 30 gouttes par jour.

La teinture de viburnum prunifolium se donne à la dose de 60 gouttes par jour, 10 gouttes toutes les deux heures.

Formule de teintures associées

Teinture d'hamamelis virginica	40 gr.
Teinture de viburnum prunifolium	20 —
Teinture d'hydrastis canadensis	10 —
Teinture de racine d'aconit	10 —
Teinture de digitale	10 —
Teinture de noix vomique	10 —
Teinture de belladone	5 —

Prendre 20 à 25 gouttes du mélange quatre fois par jour, soit 80 à 100 gouttes par jour, soit environ 2 grammes du mélange.

Comme moyen mnémotechnique, le malade prend de chaque teinture, autant de gouttes que le mélange contient de grammes de la teinture.

Le mélange contient 100 grammes et le malade prend cent gouttes par jour.

Le mélange contenant 40 grammes de teinture d'hamamelis, le malade prend quarante gouttes de teinture d'hamamelis. Il prend également vingt gouttes de teinture de viburnum, dix gouttes de teinture d'hydrastis, etc.

Suivant nécessité on peut ajouter à la préparation :

Alcoolé d'opium 20 grammes.

L'inconvénient des teintures est de faire absorber de l'alcool du commerce au tuberculeux, alcool nuisible même à petite dose.

Il serait préférable de mettre les alcaloïdes : *Digitaline Naticelle cristallisée*, *Nitrate d'aconitine cristallisée Duquesnel*, *Sulfate de strychnine*, *Sulfate d'atropine*, ou les extraits mous d'hamamelis, de viburnum prunifolium, d'hydrastis canadensis. Cette manière de faire est plus difficile, plus onéreuse et moins pratique.

Contre l'oppression et la faiblesse du cœur.

Pour un cachet.

Théobromine	0,50 centigr.
Poudre de digitale	0,10 centigr.
Poudre de camphre	0,10 centigr.
Calomel	0,05 centigr.

Faire quatre cachets semblables.

Prendre quatre cachets en 24 heures, un cachet toutes les six heures

Ne pas dépasser quatre cachets en 24 heures.

Ne pas recommencer le jour suivant.

Ces cachets ne doivent être donnés qu'en cas de nécessité absolue, dans les cas de congestion intense du poumon et de faiblesse cardiaque grave.

Les médicaments cardiaques ne doivent pas être donnés quand ils sont inutiles, dans ce cas ils sont un danger.

CHAPITRE VII.

—

MÉDICATION ACCESSOIRE.

Iodoforme. — Chez certains malades qui ne supportent rien, ni tannin, ni huile de foie de morue, ni créosote, ni raies de feu, on peut donner l'iodoforme.

L'iodoforme agit en neutralisant les poisons secrétés par le germe de la tuberculose.

Pour un granule.

    Iodoforme . . . . 0,3 cent.

Un granule à chaque repas.

Deux ou trois granules par jour.

Autre formule :

    Iodoforme . . . . 0,10 cent.

Prendre deux ou trois granules par jour.

L'iodoforme, d'après certains auteurs, donnerait d'excellents résultats.

J'ai l'habitude de donner quelquefois l'iodoforme aux malades qui ne peuvent pas supporter la créosote.

L'iodoforme peut également être donné aux malades pour alterner avec d'autres traitements. Je l'emploie assez rarement.

L'iodoforme n'est pas très bien supporté par l'estomac, aussi est il préférable de le donner en injections sous-cutanées, on peut alors l'associer au gaïacol.

Huile stérilisée.	100 centimètres cubes.
Gaïacol pur cristallisé (d'Adrian).	5 gr.
Iodoforme	0,5 décig.
Sulfate de spartéine	0,5 —

Injection de un à vingt centimètres cubes.

Un centimètre cube contient : gaïacol 0,05 centigrammes, iodoforme 0,01 centigr., sulfate de spartéine 0,05 milligr. Dix centimètres cubes contiennent les doses moyennes de gaïacol 0,50 centigr., iodoforme 0,05 centigr., sulfate de spartéine 0,05 centigr.

Vingt centimètres cubes contiennent les doses fortes de gaïacol 1 gr., iodoforme 0,10 centigr., sulfate de spartéine 0,10 centigr.

Quinine. — *Antipyrine.* — Divers symptômes peuvent se montrer dans le cours de la tuberculose.

Il peut y avoir des poussées aiguës avec fièvre. La fièvre pourra être combattue par la quinine et l'antipyrine, quelquefois la phénacétine.

Pour un cachet :

Sulfate de quinine.	0,3 décigr.
Antipyrine de Knorr.	0,6 décigr.

prendre trois ou quatre cachets par jour.

A 7 h., 10 h., 12 h., 2 h.

Le sulfate de quinine a un pouvoir vaso-constricteur et par suite il décongestionne le poumon et est un préventif contre les hémoptysies. Il agit dans le même sens que l'ergotine.

Phénacétine. — La phénacétine agit par doses massives et pour une période de huit à dix heures.

Pour un paquet :

> Phénacétine. . . . . 0,8 décigr.

A prendre dans un peu d'eau sucrée.

Au bout d'une heure, la fièvre cesse complètement, la température est normale et cette rémission dure environ quatre heures, pendant lesquelles le malade peu manger et digérer.

Pendant cette rémission, le malade peut prendre de la créosote, qui sera tolérée, alors qu'elle n'est pas tolérée lorsque la fièvre existe.

Morphine. — La morphine est un médicament merveilleux pour les tuberculeux. Elle tarit la secrétion pulmonaire ou au moins elle la diminue considérablement. Elle calme les quintes de toux et favorise le sommeil réparateur. Elle calme l'irritabilité assez fréquente chez le tuberculeux, et se traduisant par des réflexes faciles et exagérés; outre la toux quinteuse, ce sont les vomissements, la diarrhée survenant à la suite du froid, les coliques. La morphine calme les douleurs, les névralgies intercostales, pleurétiques, etc.

La morphine est cause de constipation qui est plutôt favorable au tuberculeux.

La morphine est un médicament dont on ne doit pas craindre l'usage chez le tuberculeux.

La morphine peut se donner en injections hypodermiques, c'est le procédé de choix, il ménage les fonctions de la digestion.

Solution au centième.

> Chlorhydrate de morphine.. . . . . 1 gr.
> Eau distillée . . . . 100 gr.

Stériliser.

Dose moyenne une seringue de Pravas contenant 1 gr. de solution, soit 0,01 centigr. de morphine.

Solution au cinquantième.

    Chlorhydrate de morphine . . . .   1 gr.
    Eau distillée . . . .   50 gr.

Dose une demi-seringue à une seringue de Pravas soit un à deux grammes, contenant un à deux centigrammes de morphine.

La morphine est quelquefois mal tolérée par certaines personnes. Il est prudent de débuter par de très petites doses 0,002 ou 0,003 milligr. et augmenter de 0,02 milligr. jusqu'à l'effet obtenu.

La morphine peut aussi se donner par l'estomac en granules, en pilules ou en solution.

Pour un granule.

    Chlorhydrate de morphine . . . .   0,02 milligr.

prendre de un à dix granules par jour, suivant les besoins.

Autre formule :

Pour un granule.

    Chlorhydrate de morphine . . . .   0,03 milligr.

de un à quatre granules par jour.

Solution de morphine.

    Chlorhydrate de morphine . . . .   1 gr.
    Eau de laurier cerise. . . . .   100 gr.

prendre de cinq à quarante gouttes par jour dans un peu d'eau ou sur un morceau de sucre.

L'opium peut être employé à la place de la morphine.

Pour une pilule.

    Extrait d'opium . . . .   0,01 centigr.

de une à dix pilules par jour.

Pour une pilule.

    Extrait d'opium . . . .   0,03 centigr.

de une à quatre pilules par jour et augmenter suivant les besoins.

On peut donner l'opium sous forme de laudanum.

Laudanum de Sydenham, de cinq à quarante gouttes par jour.

par dix gouttes sur un morceau de sucre ou dans de l'eau.

La codéine peut remplacer la morphine quelquefois avec avantage. Dose de 0,01 centigr. à 0,05 centigr.

Sirop de codéine (coles).

De une à six cuillerées à café par jour, ou bien une à deux cuillerées à bouche par jour.

On peut donner la morphine avec le tannin pour le faire tolérer.

Cocaïne. — La cocaïne qui enlève la sensibilité de la muqueuse stomacale pourra être associée à la morphine.

Tannin à l'alcool chimiquement pur de Merck..	30 gr.
Glycérine (hydratée)	30 gr.
Hypophosphite de soude..	10 gr.
Chlorhydrate de morphine..	0,01 c.
Chlorhydrate de cocaïne	0,01 c.

Une cuillerée à bouche (ou à dessert) après chaque repas. Les doses de morphine et de cocaïne sont de 0,001 milligr. par jour.

Pour les personnes qui n'aiment pas entendre parler de morphine on peut formuler chlorhydrate Thébaïque.

Belladone. — La belladone est un calmant qui peut remplacer quelquefois la morphine. Elle a l'avantage de lutter contre la constipation. On peut l'associer à l'opium ou à la morphine.

Contre la toux quinteuse.

Pour une pilule.

Extrait d'opium	0,02 centigr.
Extrait de belladone.	0,01 centigr.

Pour une pilule :

Extrait d'opium	0,05 centigr.
Extrait de belladone.	0,02 centigr.

Une ou deux pilules par jour.

La belladone calme les transpirations.

Elle peut être remplacée par le sulfate d'atropine.

Dose, un demi-milligr. à deux milligr.

Pour un granule :

    Chlorhydrate de morphine . . . . . .   0,01 centigr.
    Sulfate d'atropine, 1,2 milligr. ou . .   0,0005 dimilligr.

Si la belladone ou l'atropine ne sont pas supportées et déterminent des vertiges et la dilatation de la pupille, on diminuera la dose.

Pour une granule :

    Chlorhydrate de morphine. . . . .   0,01 centigr.
    Sulfate d'atropine. . . . .   1 4 de milligr.

Un à deux granules par jour.

Potion pour 24 heures.

    Sirop de coféine . . . .   30 gr.
    Teinture de digitale. . . . .   XXX gouttes.
    Teinture d'aconit. . . . .   XXX gouttes.
    Eau de menthe . . . .   30 gr.
    Acétate d'ammoniaque . . . .   10 gr.
    Sirop de tolu . . . .   30 gr.
    Eau de tilleul . . . .   100 gr.

Une cuillerée à bouche toutes les heures.

La coféine est un calmant pouvant être remplacé par la morphine.

La digitale décongestionne le poumon. Il est un tonique du cœur et de la circulation.

L'aconit a une action décongestionnante sur le poumon.

L'eau de menthe est un stimulant.

L'acétate d'ammoniaque est un stimulant diffusible.

S'il occasionne des transpirations trop abondantes, on le diminuera, ou même on le supprimera.

Ipéca. — L'ipéca est excellent pour décongestionner le poumon.

On le prescrit sous forme de poudre pour provoquer le vomissement. Dose 1 gramme dans 100 grammes d'eau bouillante.

On peut le donner sous forme de décoction d'ipéca filtrée.

Ipéca en poudre . . . . 2 gr.
Eau . . . . 250 gr.

Faire macérer douze heures, faire bouillir, filtrer, ajouter :

Sirop de morphine . . . . 0 gr.

Une cuillerée à café toutes les heures ou toutes les deux heures.

On le donne plus facilement sous forme de *sirop d'ipéca*, formé avec l'*extrait d'ipéca*.

Dose :

Sirop d'ipéca . . . . 10 gr. à 20 gr:

20 grammes de sirop d'ipéca contient 0,20 centigrammes d'extrait.

L'ipéca est le remède souverain contre l'hémoptysie.

Il décongestionne le poumon d'une façon puissante.

Il peut être employé chaque jour, même quand il n'existe pas d'hémoptysie. L'estomac s'habitue à des doses assez fortes et quotidiennes, et les vomissements ne sont plus provoqués.

Il existe parfois chez le tuberculeux des accidents effrayants par leur gravité, c'est de l'oppression occasionnée par de la congestion et de la faiblesse cardiaque. On peut donner contre l'oppression menaçante.

Pour un cachet :

Théobromine . . . . 0 50 centigr.
Poudre de digitale . . . . 0,10 centigr.
Poudre de camphre . . . . 0,10 centigr.
Calomel . . . . 0,03 centigr.

Faire quatre cachets semblables

Prendre les quatre cachets en vingt-quatre heures, un cachet toutes les six ou huit heures.

Ne pas dépasser quatre cachets en vingt-quatre heures.

Ne pas recommencer à prendre ces cachets le jour suivant et mieux pendant deux jours.

Arsenic. — L'arsenic fait engraisser le malade, et donne une respiration facile, ample, aisée.

A l'intérieur on peut donner l'arsenic sous forme d'acide arsénieux ou d'arséniate de soude.

Pour une granule :

Arséniate de soude. . . . . 0,001 milligr.

Prendre de un à dix granules par jour, commencer par de petites doses, un granule par jour et augmenter lentement d'un granule tous les deux jours, surveiller la tolérance.

Diminuer progressivement, et cesser pendant quelques jours.

L'arsenic peut se donner sous forme de cacodylate de soude en injection hypodermique à l'exclusion de toute autre voie.

Dose quotidienne, 0,05 à 0,10 centigr.

Exceptionnellement, 0,02 centigr.

Débuter par de petites doses.

Ce traitement est un excellent adjuvant; il donne de l'appétit et relève les forces du malade.

Des piqûres ou injections hypodermiques. — Le traitement par les piqûres, par les injections hypodermiques est excellent.

Il présente l'avantage :

1° D'éviter l'introduction de médicaments dans l'estomac;

2° Les médicaments injectés sous la peau agissent mieux et à plus petites doses;

3° L'injection hypodermique quelconque, même avec l'eau distillée, est un tonique général.

Cette méthode présente comme inconvénient de ne pas être toujours pratique.

L'injection doit être faite par le médecin chaque jour ou tous les deux jours.

Comme compensation, le malade voit le médecin plus souvent et apprend mieux l'hygiène. Sa maladie est mieux surveillée, et le traitement est mieux dirigé.

Mais à la campagne, il est difficile d'employer le système des piqûres, le médecin demeurant loin, et ne pouvant voir le malade qu'à distances espacées.

De plus, de la comparaison de malades soignés par des piqûres, à l'exclusion de tout autre traitement, il résulte que les résultats ne sont pas meilleurs, il s'en faut, que par le traitement ordinaire.

Toutefois, dans certains cas exceptionnels, le traitement par les injections hypodermiques est le seul qui puisse être pratiqué.

La levure de bière peut rendre des services lorsqu'il y a, en même temps que l'infection tuberculeuse, une infection par les germes de la suppuration.

La levure de bière, prise à la dose de une à trois cuillerées à café dissoute dans de la bière, rend l'organisme apte à lutter avantageusement contre les germes de la suppuration. Ce traitement peut se prolonger de trois à huit jours après lesquels il faut cesser l'usage de la levure.

L'usage de la levure s'accompagne de diarrhée, phénomène salutaire pour débarrasser l'intestin.

Pastilles. — Il est un moyen de soulager les malades qu'il ne faut pas dédaigner. Ce sont les *pastilles*. Sucées ou laissées dans la bouche, elles excitent la sécrétion de la salive, calment la toux, et s'opposent à la sécheresse de la gorge.

Les pastilles de réglisse sont les plus connues, les plus employées, les plus banales. Elles rendent service.

Les pastilles de sucre d'orge peuvent les remplacer.

Les différentes pâtes pectorales, pâtes de lichen, de jujube, de guimauve, etc.. aboutissent au même but.

C'est un petit côté du traitement qu'il ne faut pas négliger quelquefois.

Les lavements pourront rendre de grands services, et il ne faut pas négliger ces procédés, dont le temps a démontré l'utilité.

Iodure de potassium. — La médication des maladies parrallèles ne doit pas être négligée.

La syphilis est un aide puissant et redoutable donnée à la tuberculose. Chez le syphilitique la tuberculose marche rapidement, aussi il ne faut pas négliger le traitement de l'état général. Ordinairement ce sont les accidents secondaires à leur déclin qui accélèrent la marche de la tuberculose. L'iodure de potassium et l'iodure de mercure doivent être donnés pour soigner l'état syphilitique.

Les maladies générales telles que le diabète, l'albuminurie, etc., seront traitées par les moyens appropriés.

La thérapeutique par les médicaments est une science difficile, qui demande, de la part du médecin, du jugement, du bon sens, et une saine observation des faits. Le médecin qui saura donner à propos et à la bonne dose le médicament utile, fera beaucoup de bien au malade, mais il doit avoir toujours présent à la pensée ce précepte :

« *Primum non nocere.* » Si les médicaments sont donnés à tort et à travers, aux doses nuisibles, mauvaise besogne. Aussi je recommande la prudence et la circonspection, débuter toujours par de petites doses. Observer l'effet des médicaments. Voir le malade assez souvent pour le bien connaître. Être judicieux.

TROISIÈME PARTIE.

—

HYGIÈNE

HYGIÈNE DU TUBERCULEUX

L'hygiène peut à elle seule guérir la tuberculose.

Un grand nombre de guérisons spontanées sont dues à l'hygiène seule.

Le malade se sentant plus faible prend des précautions plus grandes. Il modifie son existence, il supprime les causes de la maladie, il évite les causes d'aggravation de la maladie. Cette maladie guérit alors par les seules forces de la nature.

A l'autopsie des vieillards, on constate qu'un homme sur quatre a été atteint de tuberculose pulmonaire et présente les signes de la guérison de la tuberculose. Les tubercules se sont incrustés de sels calcaires.

Ces guérisons sont spontanées car ces examens se font sur des malades morts dans les hôpitaux, c'est-à-dire sur des malheureux ayant une existence pénible, supportant des privations nombreuses, et sans ressources pour faire les frais d'une longue maladie.

L'hygiène est la science qui donne la santé.

L'hygiène est la science qui conserve la santé.

Le tuberculeux a une hygiène qui lui est propre pour guérir. Le tuberculeux doit connaître les règles de l'hygiène qui lui est nécessaire.

Le tuberculeux doit savoir ce qui lui est utile, ce qui lui est nuisible.

Il doit connaître les causes de sa maladie, les causes des rechutes, les causes qui favorisent la maladie et entravent la guérison.

En évitant ces causes il exécute la première partie du traitement, celle qui est indispensable.

Sans une bonne hygiène il n'y a pas de guérison assurée.

Une bonne hygiène est la base de tout traitement.

L'hygiène doit éclairer le tuberculeux en ce qui concerne :

1° L'ALIMENTATION.
2° L'AIR.
3° LE FROID.
4° LA FATIGUE.

L'hygiène peut sauver à elle seule certains malades, mais il serait grandement imprudent de compter sur l'hygiène seule pour guérir la tuberculose.

Que de malades sont morts de tuberculose avec une hygiène excellente, parce que leur traitement consistait seulement à suivre une bonne hygiène et à respirer un bon air !

C'est une erreur de croire que l'hygiène et un bon air sont toujours suffisants pour guérir la tuberculose.

C'est une erreur que partagent un grand nombre de médecins.

C'est une faute de faire croire aux tuberculeux que l'hygiène et un bon air seuls pourront les guérir et que le reste est inutile, que tout médicament est nuisible. C'est cependant ce que quelques-uns affirment.

Si j'insiste c'est que certains médecins ayant obtenu de bons résultats par l'hygiène et le bon air, sont exclusifs et repoussent tout autre traitement.

C'est que certains médecins orientés de la sorte, ayant établi à grands frais des sanatoria pour tuberculeux, vantent les avantages d'une bonne hygiène, d'un bon air et ont une tendance à ne trouver que des inconvénients aux traitements.

Ils aiment à voir les inconvénients du tannin, de la créosote, de l'huile de foie de morue, ils exagèrent même ces inconvénients. Ils n'aiment pas à examiner les avantages de ces médications. Ils préfèrent mettre bien en lumière les avantages du bon air et de leur sanatorium.

L'hygiène et le bon air ont fait leurs preuves. Ils ne peuvent guérir tous les cas de tuberculose. Ils en guérissent à eux seuls quelques-uns, ce sont les cas faciles.

L'hygiène et le bon air sont nécessaires, indispensables pour guérir la tuberculose, mais ils ne doivent pas supprimer l'huile de foie de morue, les phosphates, le tannin, la créosote, les raies de feu.

Vouloir soigner la tuberculose par l'hygiène seule c'est faire le quart de la besogne, c'est compter sur la nature pour obtenir la guérison. Or il faut faire plus, car la nature seule est le plus souvent impuissante.

TITRE I.

—

ALIMENTATION

PRINCIPES.

Le médecin doit prendre soin de l'estomac du tuberculeux comme de la prunelle de ses yeux.

La question de l'alimentation est la plus importante de toutes dans le traitement de la tuberculose.

L'alimentation passe avant le traitement.

Pour que le tuberculeux guérisse, il faut d'abord qu'il mange.

Si le tuberculeux ne mange pas, il ne guérira pas.

Si le tuberculeux ne mange pas, il mourra.

Par l'alimentation seule, certains tuberculeux peuvent guérir.

La suralimention est un puisant moyen de juguler et de maîtriser la tuberculose.

C'est la guérison spontanée qui est favorisée et provoquée par la suralimentation.

CHAPITRE I.

—

DU DYSPEPTIQUE.

Or, dans la tuberculose, un symptôme des plus fréquents, est le *manque d'appétit*, le dégoût des aliments, la *dyspepsie.*

Le poison de la tuberculose a comme attribut d'enlever l'appétit.

Le foie, toujours atteint dans la tuberculose, ne sécrète plus d'une façon normale, et est cause d'inappétence.

Le foie qui est occupé au travail anormal d'élaborer, de neutraliser les poisons produits par le germe de la tuberculose, le foie ne peut satisfaire à l'acte de la digestion. Le travail qui lui est imposé est trop grand et le fait se traduit par le manque d'appétit.

Le foie est la glande la plus volumineuse des annexes de la digestion. Parallèlement au foie sont entraînées dans les troubles de sécrétion, toutes les glandes qui satisfont à la digestion ; car le travail de la digestion est un tout, et quand une partie est désorganisée tout l'ensemble de l'appareil digestif s'en ressent.

Avec la dyspepsie et l'affection hépathique se produisent la mélancolie, les idées noires, qui sont leur cortège habituel.

Le manque d'appétit est parfois le premier de tous les symptômes, celui qui donne l'éveil. C'est parfois pour ce symptôme que le malade va trouver le médecin. Quelquefois ce malade ne comprend pas qu'on le soigne pour une maladie des poumons, alors qu'il se croit atteint d'une affection de l'estomac.

La dyspepsie du tuberculeux, c'est l'obstacle le plus difficile à surmonter.

Car, outre cette prédisposition naturelle aux tuberculeux,

le traitement comporte des médicaments qui, de leur côté, vont au même but, enlever l'appétit. C'est l'huile de foie de morue, c'est le tannin, qui se chargent quelquefois de provoquer le symptôme qui n'existe pas.

Mais cette dyspepsie qui provient de l'usage des médicaments, disparaît rapidement dès qu'on cesse l'usage du tannin ou de l'huile de foie de morue; tandis que la dyspepsie provenant du poison tuberculeux, cette dyspepsie est tenace, puissante, persistante, et doit être combattue directement par des moyens qui s'adressent à la dyspepsie seule.

Il arrive donc chez certains malades qu'il faut mettre au second plan le traitement de la tuberculose pulmonaire, pour insister sur le traitement de la dyspepsie tuberculeuse seule.

Le traitement de la tuberculose pulmonaire peut subir des repos très facilement. la tuberculose pulmonaire, maladie des plus complaisantes, marche très lentement. Ne rien faire contre elle pendant huit ou quinze jours n'est pas inquiétant.

La dyspepsie tuberculeuse est un symptôme sérieux. Il faut se prendre d'abord à la dyspepsie, car laisser le malade quinze jours sans manger, c'est compromettre sa guérison, c'est risquer sa vie.

Quelquefois le malade est un dyspeptique, qui devient tuberculeux, parce que son alimentation est défectueuse et insuffisante. L'organisme sans force se laisse envahir par les germes de maladie.

C'est surtout chez les malades de ce genre, qu'il faut aborder d'abord la dyspepsie et la guérir. Chez ces malades, la tuberculose pulmonaire guérit parfois toute seule, quand la dyspepsie modifiée permet au malade de s'alimenter.

Dans le traitement de la dyspepsie, on peut examiner sucessivement.

1° Les médicaments qui favorisent la digestion.

2° Le choix des aliments.

3° L'aide à la digestion.

CHAPITRE II.

—

DES MÉDICAMENTS.

Médicaments qui aident à la digestion. — I. Bicarbonate de soude. — II. La strychnine. — III. Quassia. — IV. Purgatifs. — V. Formules pour la digestion.

MÉDICAMENTS QUI AIDENT LA DIGESTION.

Dans le traitement de la tuberculose il faut toujours avoir en vue de ne pas nuire au malade, et parmi tous les remèdes proposés contre cette maladie, il en est qui sont nuisibles.

Aussi nous nous bornons, en ce qui concerne l'alimentation à l'usage des trois médicaments suivants, qui sont suffisants, pour tous les cas de dyspepsie tuberculeuse.

1° *Le bicarbonate de soude.*

2° *La strichnine.*

3° *Le quassia.*

Les purgatifs doivent être également proposés.

BICARBONATE DE SOUDE.

Le bicarbonate de soude fait la lessive du sang. Il purifie le sang.

Il enlèverait au sang ses propriétés coagulantes.

Il pourrait être critiqué parce que c'est un alcalin, et qu'il détermine de la phosphaturie.

J'ai guéri des tuberculeux dyspeptiques qui ont pris des doses considérables et suivies de bicarbonate de soude, donc le bicarbonate de soude n'est pas nuisible.

Le bicarbonate de soude est un médicament hépatique qui aide la fonction du foie chez le tuberculeux dont le foie est surmené.

Le bicarbonate de soude doit se donner à dose convenable.

Première méthode. — Le malade prend une cuillère à café de bicarbonate de soude dissout dans un verre d'eau, après chaque repas de midi et du soir.

C'est la méthode la plus usuelle.

Deuxième méthode. — Quelquefois cette dose ne suffit pas. La digestion est toujours difficile, le malade sent un poids sur l'estomac, pendant les heures qui suivent le repas. Cette lenteur de la digestion, persiste quoique le malade reste couché.

Dans ce cas, le malade prendra après chaque repas de midi et du soir une cuillerée à café de bicarbonate de soude dissout dans un verre d'eau ; et une heure après chacun de ces repas, une cuillerée à café de bicarbonate de soude, dissout dans un verre d'eau. Soit par jour quatre cuillerées à café de bicarbonate de soude.

La cuillère à café doit contenir quatre grammes de bicarbonate de soude, le malade prend de la sorte seize grammes de bicarbonate de soude par jour.

Un petit inconvénient du bicarbonate de soude pris à haute dose est de déterminer de la susceptibilité vésicale, des envies fréquentes d'uriner Ce symptôme, sans gravité aucune, disparaît dès que l'usage du bicarbonate de soude cesse.

Le bicarbonate de soude est un diurétique qui fait uriner et qui favorise l'élimination du poison tuberculeux, par la secrétion des urines.

Troisième méthode. — Pour simplifier le traitement, le malade fait dissoudre deux cuillerées à café de bicarbonate de soude dans une carafe d'eau et s'en sert comme boisson aux repas.

Le bicarbonate de soude doit être pris quand il en est

besoin, pendant quinze jours ou un mois ; ou bien un ou deux jours par semaine, lorsque la nécessité s'en fait sentir. C'est une médication qui doit être momentanée. Si dans les premiers temps du traitement le malade doit en user tous les jours, pendant plusieurs semaines, il arrive un moment où il peut se passer de bicarbonate de soude, ou n'en prendre qu'à intervalles espacés. .

Il ne faut pas oublier que le bicarbonate de soude est un décoagulant et son emploi excessif et exagéré nuirait au malade. Il en est du reste de même de toute médication intempestive.

Une remarque. L'eau de Vichy, l'eau de Vals qui sont des eaux riches en bicarbonate de soude, sont dangereuses pour le tuberculeux. L'usage des eaux de Vichy et de Vals doit être défendu au tuberculeux. Le bicarbonate de soude n'a pas le même effet dangereux des eaux naturelles.

II. — LA STRYCHNINE.

Un tonique nerveux puissant est la strychnine.

On peut adopter pour le donner, *le sulfate de strychnine*.

La strychnine multiplie la puissance nerveuse, surtout la puissance nerveuse de la moelle, par conséquent elle favorise le travail des fonctions de la digestion.

La strychnine est un tonique de la digestion. Elle donne de la vigueur à l'estomac et à l'intestin.

Elle facilite le travail de contraction que ces organes doivent produire et par entraînement parallèle elle favorise tout le travail de la digestion.

Comme la digestion influe sur les poumons et le cœur quand la digestion va bien, les poumons vont bien, leur circulation n'est pas troublée.

Par contre, quand la digestion va mal, les poumons vont mal. Quand la fonction de l'estomac est troublée, la fonction des poumons est troublée.

Les troubles de la digestion influent en effet sur la fonction des poumons et du cœur par le pneumo-gastrique.

Quand il y a parésie ou paresse de l'estomac, cette paresse de l'estomac, due à une impuissance du nerf pneumo-gastrique, retentit sur les poumons et le cœur.

C'est pour cela que, sans maladie du poumon, on voit des troubles fonctionnels du poumon accompagner les dyspepsies. Sans maladie de cœur, on voit des troubles fonctionnels du cœur accompagner la dyspepsie.

La dilatation de l'estomac s'accompagne d'oppression et de palpitations.

La dilatation de l'estomac est le signe de l'impuissance musculaire de l'estomac, qui n'ayant pas la force de réagir se laisse dilater par les gaz. L'estomac normal chasse ces gaz.

Les dyspeptiques porteurs d'une dilatation d'estomac, après un repas difficile à digérer, ont de l'oppression. Cette impuissance de l'estomac amenant l'impuissance des poumons et du cœur, sans lésion pulmonaire, sans lésion cardiaque.

Quand il y a maladie pulmonaire, les troubles sont plus accusés et une digestion difficile a pour conséquence de l'oppression et une congestion pulmonaire.

Chez le tuberculeux il y a oppression à l'occasion de toute digestion pénible.

Aussi chez le tuberculeux faut-il soigner la digestion. On évite ainsi les congestions pulmonaires. On donne des forces aux malades, on favorise la guérison, on évite les causes de petites rechutes.

Le sulfate de strychnine se donne à la dose de deux à cinq milligrammes par jour, prolongée pendant plusieurs jours.

Il faut éviter un petit inconvénient de la strychnine, c'est l'excitation de l'appareil générateur. A une certaine dose la strychnine agit sur la digestion. A une dose un peu plus élevée la strychnine agit sur la fonction de génération. Si cette excitation était prolongée, exagérée, elle serait l'occasion d'une dépense nerveuse et d'une fatigue pour l'organisme.

Dès que le signe se montrera, il faudra cesser ou diminuer les doses de strychnine.

La dose de 0,001 milligrammes de sulfate et de strychnine par jour est une dose prudente qui peut se continuer pendant plusieurs jours de suite.

Tant que cette dose agira sur la digestion seule, elle pourra être continuée.

Dès que le but sera dépassé, et que la fonction de génération sera influencée, on diminuera la dose. Alors les doses de un ou deux milligrammes de sulfate de strychnine par jour seront suffisantes.

Il est quelquefois commode et économique d'employer la teinture de noix vomique.

Les doses seront de 20 gouttes de teinture de noix vomique par jour, soit 10 gouttes à chaque repas.

20 gouttes de teinture de noix vomique sont l'équivalent de 0,005 milligrammes de sulfate de strychnine.

Toutefois il est prudent de débuter par de petites doses, cinq à dix gouttes par jour.

Il est quelquefois plus pratique de donner la poudre de noix vomique. on donnera la poudre de noix vomique à la dose de 0,02 centigr. à 0,10 centigr. par jour (équivalents à 0,001 milligr. et 0,005 milligr. de sulfate de strychnine).

Le sulfate de strychnine est préférable aux préparations de noix vomique, qui contiennent de la brucine, or la brucine par son action stimulante sur la face et le larynx, favoriserait la toux quinteuse qu'il faut éviter.

Enfin il est bon de tâter la susceptibilité au médicament. chez le malade qui n'a jamais pris de strychnine, on commencera par la petite dose de 0,001 milligramme par jour.

Quand elle est prise à dose trop élevée, la strychnine détermine des coliques. C'est un accident qui arrive assez facilement chez les malades qui ne sont pas habitués à prendre de la strychnine.

En cas de coliques dues à la strychnine, il faut supprimer

ce médicament pendant huit ou quinze jours, et diminuer la dose journalière.

L'accoutumance s'établit au bout de plusieurs interruptions, et le malade peut supporter des doses plus fortes de strychnine.

Même avec l'accoutumance, il faut toujours interrompre l'usage de la strychnine et se reposer pendant un temps variable, de huit jours à un mois et plus.

La strychnine s'accumule dans l'économie et produit ses bons effets même quand le malade ne prend plus de ce médicament.

La strychnine est un très bon médicament, recommandable, et qui mérite d'être connu.

III. — QUASSIA.

Le quassia donne faim.

Le quassia est le produit qui donne faim par excellence.

Le quassia est un tonique du foie, c'est un stimulant de la fonction du foie, il fait secréter le foie. Son rôle est donc très utile chez le tuberculeux, dont le foie doit effectuer un travail plus grand, dont le foie est paresseux du fait de la maladie.

Les préparations de quassia sont :

L'extrait de quassia, à la dose de 0,5 décigrammes par jour.

La quassine amorphe à la dose de 0,10 centigrammes par jour.

La quassine cristallisée à la dose de 0,010 milligrammes par jour.

Ce sont les bonnes doses qui donnent faim.

Le quassia est un amer dont l'action se rapproche de celle des drastiques.

L'extrait de quassia est souvent fraudé avec de l'aloès, un

amer qui purge facilement, et qui ne peut être nuisible au tuberculeux.

Il est quelquefois remplacé par l'extrait de gentiane ou l'extrait de colombo.

Ces extraits ne valent pas l'extrait de quassia.

La quassine cristallisée se donne à la dose de 0,010 milligrammes par jour. Mais souvent les pharmaciens donnent de la quassine amorphe à la place de quassine cristallisée, probablement ne connaissant pas la différence d'action. La quassine amorphe est dix fois moins active que la quassine cristallisée ; elle n'agit pas à si petite dose. Aussi quand on n'est pas sûr du produit, il vaut mieux prescrire l'extrait de quassia, ou la quassine amorphe.

La quassine amorphe et la quassine cristallisée sont des produits chers qui pour ce motif sont facilement fraudés. Le produit qui revient au prix le moins élevé est l'extrait de quassia.

L'extrait de quassia se donne à la dose de 0,5 décigrammes par jour, et se prend avant chaque repas. On peut le prescrire dans un vin ou en pilules argentées.

IV. — PURGATIFS

Rhubarbe. — Pour lutter contre la constipation, le malade peut prendre de la rhubarbe.

La rhubarbe est un purgatif qui agit sur le foie et qui, pour ce motif, est excellent chez les tuberculeux.

> Dose d'une prise de rhubarbe : 0,5 décigr.
> Prendre une ou deux prises par jour.
> A jeun, pour se purger.
> Avant le repas, pour accélérer la digestion.

Cascara-Sagrada. — La poudre de cascara-sagrada est un purgatif très doux et très facile, qui a la réputation d'agir sur le foie ; on peut la donner à la dose de 0,5 décigrammes à un gramme.

Pour un paquet :

> Poudre de cascara-sagrada. . . . . . . 0,5 décigr.

Prendre un paquet après le repas du soir, chaque jour jusqu'à effet laxatif. S'arrêter quand l'effet est produit.

Purgatifs salins. Les purgatifs salins sont d'un usage courant pour les personnes en bonne santé.

Le tuberculeux pourra en user une fois par mois.

Le tuberculeux prend du tannin, qui a une tendance à le constiper

Il doit prendre une alimentation abondante qui, n'étant pas entièrement utilisée, favorise les fermentations intestinales.

Un purgatif salin fait le nettoyage de l'intestin.

Il débarrasse l'intestin de germes nombreux secrétant leurs poisons, et venant ainsi favoriser le poison de la tuberculose.

Le tuberculeux peut prendre la limonade purgative au citrate de magnésie (50 gr.). ou le sulfate de soude (30 gr.) dissout dans un verre d'eau pris le matin à jeun, et favorisé en prenant du bouillon aux herbes.

Le tuberculeux peut prendre une des nombreuses eaux purgatives, celle qui lui plaira le mieux.

Le tuberculeux pourra prendre les purgatifs salins à petite dose, pour obtenir un effet laxatif sans aller jusqu'à la purgation.

Exemple :

> Sulfate de soude . . . . 15 gr.

Le Calomel est un purgatif excellent pour faire l'antisepsie de l'intestin. Il se donne à dose massive ou à doses fractionnés.

Dose massive : Calomel 1 gr.
A prendre dans une cuillerée de miel.
Doses fractionnées : pour un paquet : Calomel 0,10 centigr.
Prendre deux à quatre paquets dans la journée, un paquet toutes les deux heures. (Ne pas prendre de sel ou d'acides).

V. — FORMULES POUR LA DIGESTION.

Il est bon de réunir le sulfate de strychnine et la quassine dans la même formule.

On pourra prescrire dans les cas de dyspepsie, d'inappétence :

Vin amer pour la digestion.

Vin de Banyuls	200 gr.
Glycérine.	100 gr.
Sulfate de strychnine.	0,05 centigr.
Extrait de quassia	5 gr.
Extrait mou de quinquina	15 gr.

Une cuillère à bouche avant chaque repas du midi et du soir.

30 grammes de la préparation, faisant les deux cuillerées à bouche de la journée contiennent :

Sulfate de strychnine	0 005	milligr.
Extrait de quassia.	0,5	décigr.
Extrait mou de quinquina.	1,50	

La préparation est prise en dix jours.

Le malade se repose cinq jours et la renouvelle une seconde fois dans le mois.

Si le vin amer n'est pas accepté parce qu'il est trop amer, on peut prescrire des pilules.

Pour une pilule, petite, molle et argentée :

Quassine cristallisée.	0,002 milligr.
Sulfate de strychnine	0,001 milligr.
Extrait mou de quinquina.	0,15 centigr.
Extrait sec de quinquina.	q. s.

Prendre deux pilules avant chaque repas.

Variété. — Pour une pilule :

Quassine cristallisée.	0,001 milligr.
Sulfate de strychnine	0,001 milligr.
Extrait mou de quinquina.	0,15 centigr.
Extrait sec de quinquina.	q. s.

Une pilule avant chaque repas (de une à trois pilules par jour).

Variété. — Pour une pilule :

Quassine amorphe	0,05 centigr.
Sulfate de strychnine	0,002 milligr.
Extrait mou de quinquina	0,15 centigr.
Extrait sec de quinquina	q. s.

Une pilule avant chaque repas.

Variété. — Pour une pilule argentée :

Extrait de quassia	0,25 centigr.
Sulfate de strychnine	0,012 milligr.
Extrait sec de quinquina	q. s.

Une pilule avant chaque repas.

Bicarbonate de soude	250 gr.

Une cuillerée à café après chaque repas, midi et soir, dissoute dans un verre d'eau.

C'est la façon de donner le bicarbonate de soude la plus commune.

Variété. — Bicarbonate de soude.
Une cuillerée à café dissoute dans la boisson de chaque repas, midi et soir.

On pourra mettre deux cuillerées à café de bicarbonate de soude dans un litre d'eau, et s'en servir comme boisson aux repas.

Si cette boisson paraît trop salée à certaines personnes, on diminue la dose et on met par litre d'eau une cuillerée à café de bicarbonate de soude.

Variété. — Bicarbonate de soude.
Une cuillerée à café après chaque repas, de midi et du soir, dissout dans un verre d'eau.
Une heure après chaque repas, du midi et du soir, prendre une seconde cuillerée à café de bicarbonate de soude, soit dans la journée quatre cuillerées à café de bicarbonate de soude.

CHAPITRE III.

—

CHOIX DES ALIMENTS.

CLASSIFICATION DES ALIMENTS SUIVANT LEUR FACILITÉ A ÊTRE DIGÉRÉS PAR LES DYSPEPTIQUES.

1re *classe.* — Aliments très faciles à digérer.

    1° Albumine de l'œuf cru.
    2° Lait.
    3° Œufs cuits.
    4° Viande maigre de toutes sortes, poisson maigre.

2e *classe.* — Aliments faciles à digérer par l'estomac paresseux.

    Petits pois
    Haricots verts.
    Croûte de pain brûlée.
    Chocolat.
    Purées diverses en petite quantité.
    Herbes cuites.
    Fruits cuits.

3e *classe.* — Aliments difficiles à digérer.

    Vins et boissons alcooliques.
    Légumes farineux.
    Mie de pain.
    Marrons grillés

4e *classe.* — Aliments indigestes.

    Graisses.
    Sauces.
    Peau.
    Tendons de la viande.
    Viande faisandée.

CHOIX DES ALIMENTS.

Les différents aliments que nous prenons sont plus ou moins faciles à digérer.

Les uns sont très faciles à digérer, ils n'imposent à l'estomac aucun travail pénible.

Les autres sont difficiles à digérer, ils imposent à l'estomac et à l'intestin, aux glandes de la digestion, au foie qui est la plus grosse de ces glandes, un travail lent, long, pénible, s'accompagnant parfois de douleurs.

PREMIÈRE CLASSE.

ALIMENTS TRÈS FACILES A DIGÉRER.

Le dyspeptique digère des aliments dans l'ordre suivant :

1° *Albumine de l'œuf cru.*

C'est l'aliment facile à digérer par excellence, plus facile à digérer que le lait. L'albumine soluble passe directement dans le sang, sans avoir besoin d'un travail de digestion difficile. On peut faire prendre l'albumine au malade en faisant dissoudre un blanc d'œuf dans un verre d'eau sucrée. Remuer et aromatiser avec l'eau de fleur d'oranger.

2° *Œuf cru.*

C'est l'aliment complet. L'œuf contient de l'albumine très facile à digérer, il contient également plusieurs sels, du soufre, des phosphates et carbonates de soude, chaux, potasse, sels qui favorisent l'incrustation des tubercules.

L'œuf a certains avantages sur le lait, il passe quelquefois plus facilement et il nourrit davantage sous un petit volume, il ne dilate pas l'estomac comme le lait.

3° Lait.

Le lait est un aliment complet.

Le lait est formé des produits les plus précieux que le sang possède et que le sein de la mère transforme pour les donner à son enfant.

Quels bienfaits le lait n'a-t-il pas produits ?

Nous lui devons tous la vie et quand la maladie nous abat, c'est le lait qui nous empêche de perdre cette vie précieuse.

Le bon lait rétablit un estomac malade, affaibli, surmené, dilaté, paralysé.

Le bon lait peut se boire à raison de un à trois litres par jour.

Mais à Paris et dans les grandes villes, les marchands de lait ont l'habitude d'y mettre du conservateur, c'est un alcalin qui empêche le lait d'aigrir et de se cailler pendant plusieurs jours.

Mais ce conservateur modifie le lait et empêche l'estomac de supporter une grande quantité de ce lait modifié.

Par jour, l'estomac ne supporte pas plus d'un litre de lait manipulé. Aussi le lait de campagne guérit les maladies de l'estomac, parce que ce lait n'est pas travaillé, tandis que le lait de Paris ne guérit pas les maladies d'estomac. Qui plus est, le lait de Paris est un aliment qu'il faut prendre avec précaution et en petite quantité.

Le lait non travaillé est un aliment merveilleux qui est toujours digéré par l'estomac le plus susceptible.

Il faut savoir donner le lait.

Il ne faut pas prendre le lait par de grands verres successifs. Il ne faut pas boire de grandes quantités de lait à la fois. Il ne faut pas boire un demi-litre de lait ou un grand bol de lait tout d'un trait. Ces habitudes déterminent la dilatation de l'estomac. Le régime lacté dans ce cas aurait cette inconvénient de dilater l'estomac. Le lait pourrait ne pas être digéré et donner la diarrhée. Il faut prendre le lait en petite quantité à la fois et régulièrement.

Si l'on prend le lait aux repas, il faut prendre un demi-litre à trois quarts de litre à chaque repas. Un litre de lait au repas est un maximum qu'on peut atteindre, mais qu'il ne faut pas dépasser. Ce litre de lait doit-être pris dans l'espace d'une heure, pour ne pas dilater l'estomac.

Si l'on prend le lait d'une façon exclusive, si l'on se met au régime lacté, on prendra le lait par petites quantités égales, à intervalles égaux.

Par exemple, une petite tasse de lait toutes les heures, soit 50 à 100 grammes de lait toutes les heures.

Ou bien une tasse de lait toutes les deux heures, soit 100 à 200 grammes de lait toutes les deux heures.

Si le lait n'est pas pris en quantité assez abondante, on peut prendre un bol de lait toutes les heures, soit 200 à 250 grammes de lait.

Chez certains malades à estomac intolérant, le lait est vomi, il faut savoir donner de petites doses.

Chez les estomacs des plus difficiles, il faut savoir donner une cuillerée à café de lait toutes les cinq minutes, comme on fait pour les enfants. Mais il est très rare qu'on soit obligé d'en arriver là.

Chez les estomacs intolérants, on peut donner une cuillerée à bouche de lait tous les quarts d'heure.

On arrive de la sorte à faire digérer un peu de lait, très peu, mais c'est le commencement du travail qui s'opère.

Le lait donné à petite dose ne nourrit pas beaucoup, aussi on peut donner de l'albumine dissoute dans l'eau sucrée. Cette albumine se digère encore plus facilement que le lait et nourrit davantage.

On peut associer au régime lacté, un œuf ou deux œufs dans la journée.

Les œufs et le lait forment des préparations qui excitent l'appétit et la gourmandise du malade. Il faut connaître ces bonnes petites choses pour exciter l'appétit du pauvre tuberculeux dyspeptique qui n'a jamais faim, et qui doit faire un effort pour avaler quelque chose de bon.

Ce sont les œufs au lait.

Les œufs à la neige.

Les crèmes liquides, au chocolat, au café, à la vanille.

Les crèmes aux fruits cuits.

Les préparations de lait et œufs sont plus faciles à digérer que les œufs préparés seuls.

Si le régime lacté est fastidieux, on pourra mitiger le goût du lait par un peu de café ou de chocolat.

Le lait est un aliment complet qui renferme avec les matières albuminoïdes, tous les sels nécessaires à l'existence.

4° Œufs cuits.

Peu cuit l'œuf est à la coque. C'est un aliment très facile à digérer, aussi facile à digérer que le lait et très nourrissant, sous un petit volume.

Les œufs très cuits sont des œufs durs. L'albumine est coagulée et a besoin d'une transformation successive pour être assimilée.

Certains estomacs ne digèrent pas les œufs durs, mais certains tuberculeux dyspeptiques les digèrent très bien.

Les œufs contiennent du soufre, des sels de chaux, tous les sels nécessaires à la vie, à la nutrition, aux échanges moléculaires de l'organisme; ils suppléent de la sorte à la déperdition de ces sels par les crachats; ils favorisent l'incrustation des tubercules par des sels calcaires.

5° Viande maigre.

La viande maigre est un aliment des plus faciles à digérer.

Pour le tuberculeux la viande maigre est le premier médicament.

La viande contient des matières albuminoïdes très faciles à digérer.

Elle contient des sels utiles à l'organisme : phosphate de potasse, chlorures, sels de soude, de chaux.

1° La viande peut être crue, on peut alors la donner sous forme de viande rapée, ou viande raclée avec un couteau. On en fait de petites boulettes enroulées dans du sucre ou soupoudrée légèrement de sel.

Le malade peut prendre de la viande crue suivant son aptitude à digérer. S'il digère mal, il prendra une dizaine de boulettes de viande crue. S'il digère bien il pourra prendre cent boulettes de viande crue. Si le tuberculeux digère très bien il pourra prendre deux cents à trois cents boulettes de viande crue, mais, dans ce cas, l'alimentation ordinaire est plus pratique.

La viande crue, râpée ou hachée, peut être prise dans du bouillon, ou encore dans du tapioca.

Le traitement par la viande crue peut être classé avec l'organo-thérapie.

Les tissus organisés, organes et glandes, crus, non soumis à la cuisson, ont des propriétés spéciales dues à des éléments propres à chaque tissu ou organe, ou glande. La viande crue possède des propriétés particulières que la cuisson fait disparaître, propriétés éminemment favorables à la guérison de la tuberculose.

Toute alimentation par des tissus crus, huitres, coquillages, etc., arrive au même résultat.

2° La viande peut être légèrement cuite.

Viande hachée dans du bouillon. La viande étant hachée très menue, et s'il est possible passée par un tamis de façon à faire de la purée de viande, est mise dans du bouillon chaud, brûlant. Le goût, l'odeur, et l'aspect de viande crue sont supprimés et la préparation est plus facile à prendre.

Le malade peut prendre 50 à 100 grammes de viande crue hachée dans du bouillon, et en prendre trois fois par jour, en dehors des repas.

Avec les œufs et le lait, la viande hachée est une nourriture des plus confortables.

La viande hachée est avantageuse surtout aux tuberculeux qui ont de mauvaises dents.

La meilleure viande à employer pour être hachée est la viande de bœuf, il faut en enlever tous les tendons, les aponévroses et les parties graisseuses.

La viande de mouton peut être également employée.

3° Viande cuite.

Toutes les viandes maigres sont bonnes : bœuf, mouton, volaille, poulet, canard, dinde, veau, porc, gibier non faisandé.

Tout poisson maigre est bon. Le poisson est une alimentation égale à la viande.

Le poisson contiendrait même plus de phosphore que la viande.

Le poisson doit être grillé ou bouilli.

La viande doit être grillée, rôtie, braisée, cuite dans son jus, en daube.

Il faut éviter les sauces à la farine et à la graisse, pernicieuses pour l'estomac.

La viande bien cuite doit être tendre, c'est une qualité indispensable pour qu'elle soit mangée avec plaisir, et pour qu'elle soit digérée facilement. Il faut savoir donner quelques indications aux malades qui manquent des premières notions de cuisine.

Pour que la viande soit digérée, il faut qu'elle soit mâchée convenablement, la viande qui n'est pas mâchée sera mal digérée et occasionnera des maux d'estomac.

Si le malade n'a pas de dents, il faut lui recommander de couper la viande avec un couteau, et lui apprendre à repasser un couteau sur le dos d'un autre.

Le filet de bœuf est le morceau de choix; la viande est toujours tendre et de bon goût.

La viande pour être tendre ne doit pas être cuite quand elle est fraîchement tuée; elle doit attendre un jour ou même deux jours en hiver, avant d'être cuite; elle est alors très tendre.

Les bouchers conservent la viande pendant plusieurs jours en la mettant sur la glace. La viande conservée sur la glace n'est pas aussi savoureuse; elle n'a pas des qualités nutritives aussi puissantes.

La viande crue a une consistance molle très facile à percevoir avec la fourchette. Quand la viande cuit, elle perd cette consistance molle pour devenir ferme. Quand la viande a perdu complètement cette consistance molle pour devenir ferme sous la fourchette, elle est cuite et tendre. Si la viande est laissée plus longtemps sur le feu elle devient dure.

La viande ne doit pas être trop cuite, sinon elle est dure.

La daube est une excellente préparation qui donne une viande très tendre et très bonne pour être mangée froide. La viande en daube doit être cuite pendant cinq heures sur un feu très doux; un grand feu durcit la viande.

Les viandes froides sont excellentes. Elles sont tendres, se coupent facilement, se mâchent de même.

Volaille, veau, porc, bœuf froid, mettent la variété dans l'alimentation.

6° Poisson.

Le poisson est maigre ou gras.

Les poissons maigres se digèrent très facilement, leur chair est molle, tendre, facile à triturer et à mastiquer, et cependant il faut séparer la peau du poisson, car cette peau est indigeste.

Exemple de poissons maigres : sole, rouget, merlan.

Le poisson peut être gras; il a alors une peau épaisse et imprégnée d'une couche de graisse épaisse. La chair maigre de ce poisson peut être utilisée et mangée. Mais il faut alors laisser la moitié du poisson, et la déperdition est trop grande.

Ce gras de poisson ne remplace pas du tout l'huile de foie de morue.

Car il est à remarquer que l'huile de foie de morue se digère très bien par le dyspeptique, alors que la graisse de poisson ne se digère pas. Le poisson gras est indigeste.

Les crustacés : huîtres, moules, coquillages qui sont des aliments marins, comme les poissons, sont des aliments excellents.

L'huître est le meilleur aliment du tuberculeux.

L'huître possède une poche qui secrète des sels calcaires pour la confection de la coquille. Ces sels calcaires sont les meilleurs qui existent pour les tuberculeux. Ce sont des sels organisés, vivants, destinés par la nature à l'incrustation d'un tissu, à l'incrustation d'un organisme vivant. Ces sels calcaires sont tout prêts à l'incrustation des tubercules chez le malade, incrustation qui est également un travail naturel et spontané.

De plus, l'huître, par sa chair tendre, savoureuse, délicate, est un aliment facile à digérer.

Encore, l'huître, par l'eau de mer qu'elle apporte avec elle, donne du chlorure de sodium, ou sel marin, qui par sa petite quantité favorise la digestion et ensuite l'appétit.

Les moules et les coquillages sont aussi d'excellents aliments, qui ont une poche fabriquant des sels calcaires, mais en bien plus petite proportion ; la coquille des moules et des coquillages étant bien plus mince que celle de l'huître.

L'écrevisse, les homards, les langoustes sont également de bons aliments chargés de sels calcaires.

Le caviar est constitué par des œufs d'esturgon.

7° Sucre.

Le sucre est l'aliment hydrocarboné le plus facile à digérer, celui qui ne nécessite qu'un travail très léger pour être transformé et assimilé. Aussi le tuberculeux dyspeptique peut en prendre à volonté.

Le sucre aide à faire passer beaucoup de médicaments difficiles, mauvais, désagréables, le tannin si astringent, les amers, les potions et même l'huile de foie de morue.

Le sucre a comme inconvénient de favoriser les fermentations acides dans l'estomac et d'abîmer les dents. Mais c'est quand on ne mange que du sucre, comme les enfants qui ne mangent que des bonbons. Si le sucre est mélangé à des aliments, il ne détermine pas de fermentation acide dans l'estomac. Si on ne le conserve pas dans la bouche au contact des dents, le sucre n'attaque pas les dents.

Le sucre fait passer tant de mauvaises choses que ce seul avantage suffirait pour en autoriser son emploi, mais il a un autre avantage plus important.

Le sucre est un aliment carboné, or le dyspeptique ne peut pas manger de farineux. Il ne peut pas digérer les aliments ordinaires qui entretiennent la chaleur. Il n'en n'est que plus sensible au froid, et incapable de se réchauffer par l'exercice. Tandis que les personnes saines se réchauffent en courant, le dyspeptique en courant ne se réchauffe pas et il se fatigue même plus vite qu'un autre, car il n'a pas de combustible.

Le sucre est ce combustible qui réchauffe un peu le dyspeptique. Le sucre avec l'huile de foie de morue est le seul aliment carboné qui entretienne chez le tuberculeux la chaleur de l'organisme.

8° *Café, Thé.*

Ce sont des aliments d'épargne qui sont excellents pour le dyspeptique. Ce sont des toniques nerveux qui maintiennent les forces, et leur usage journalier ne peut être qu'avantageux.

Cependant il est des personnes qui ne supportent pas le café ou le thé. Elles s'en abstiendront.

Elles sont trop énervées après avoir pris du café ou du thé, ou bien le café trouble leur digestion.

L'usage de toniques plus puissants, tels que la kola et la coca, doit être fait avec grande prudence. Ce sont des agents qui utilisent les forces de l'organisme et les font valoir, mais quand leur effet est passé, la dépression est d'autant plus grande que les forces utilisées ont été plus complètement épuisées.

C'est le soufflet qui souffle sur quelques restes de charbon, pour donner une chaleur plus grande. Quand il n'y a plus de charbon, quand tout le charbon est consumé, le feu s'éteint.

Il vaut mieux mettre du charbon dans le foyer.

9° Eau.

L'eau est un aliment nécessaire.

L'eau pure est la meilleure boisson, la plus salutaire, la plus bienfaisante.

Quand la qualité de l'eau est douteuse on peut faire bouillir cette eau et l'aromatiser en faisant une infusion de thé ou de camomille, ou de petite centaurée, amers qui favorisent la digestion.

DEUXIÈME CLASSE.

ALIMENTS FACILES A DIGÉRER

Dans cette catégorie sont compris les aliments faciles à digérer pour un estomac sain et bien portant. Ces aliments sont difficiles à digérer pour le dyspeptique, cependant certains dyspeptiques peuvent les digérer en petite quantité.

Le corps humain est comparable à une machine à vapeur. Pour que la machine produise le travail il faut chauffer la machine, mettre du charbon, du combustible. Plus la machine chauffe, plus elle travaille. Le travail rendu est en rapport avec le combustible dépensé. Beaucoup de travail à faire demande beaucoup de charbon.

Chez l'homme même résultat. Le charbon est représenté par les aliments dont quelques-uns doivent chauffer comme le charbon, en brûlant comme le charbon, et parce qu'ils contiennent du carbone comme le charbon. Ces aliments sont des aliments hydrocarbonés ou carbonés, ou carburants ou carboneux. Ces aliments ont été aussi appelés aliments respiratoires, parce que c'est au moyen de la respiration et de l'oxygène de l'air qu'ils sont brûlés, parce qu'ils brûlent au contact de l'oxygène de l'air. Les échanges chimiques qui ont lieu par cette combustion déterminent la chaleur vitale.

Le corps humain est un véritable foyer à combustion lente, réglée par l'organisme pour que la température se maintienne constamment à 37°.

Parmi ces aliments carbonnés, les uns sont de digestion assez facile, les autres sont de digestion longue, difficile et pénible.

Cette catégorie ne comprend que les aliments carbonés de digestion assez facile.

Une condition pour que ces aliments carbonés soient faciles à digérer avec le dyspeptique, c'est qu'ils soient donnés en petite quantité.

Nous n'énumérons pas tous les aliments de cette catégorie, ils sont trop nombreux, mais les plus usités donneront un aperçu de leur classification.

Croûte de pain brûlé.

Avec la viande il faut permettre un peu de pain.

Pour le dyspeptique le pain ordinaire est un aliment très lourd et indigeste. Toutefois la croûte de pain, si elle est prise en petite quantité, pourra être digérée par le tuberculeux dyspeptique. Si cette croûte est brûlée, elle renferme des parcelles de charbon excellent pour absorber les gaz de l'estomac.

Il faut couper la croûte de pain au couteau, et ne pas laisser trace de mie.

L'usage ne permet pas, à table, de couper la croûte de pain avec le couteau et de laisser la mie, mais il est bien des usages que le tuberculeux doit laisser de côté.

Le tuberculeux est en butte à des difficultés de toute

nature, et les gens qui digèrent bien ne comprennent pas que le dyspeptique coupe la croûte et laisse la mie. Ceux qui digèrent bien ont la critique facile pour le tuberculeux malade qui digère mal. Aussi quand on est dyspeptique il ne faut pas accepter d'invitations.

Le dyspeptique voit en effet passer devant lui des plats excellents qu'il aime beaucoup, des vins fins, des légumes bien préparés, des gâteaux délicieux. Il convoite toutes ces bonnes choses avec d'autant plus d'ardeur qu'elles lui sont défendues, et qu'il en est privé depuis longtemps.

Il est mis en demeure de subir le supplice de Tantale, ou bien de sacrifier son estomac.

Il arrive aussi que la maîtresse de maison, sachant qu'il ne peut manger de certains plats lui tienne ce langage.

Je sais que vous êtes dyspeptique, aussi je ne vous offre pas de cette salade russe, ou de ce plat de sanglier encore moins de cette sauce à l'enfer, et de ce lièvre. Je ne vous offre pas de ce château-margaux, ou de ce chambertin qui vous sont défendus par le médecin. Vous ne prendrez pas du champagne, mais on va vous servir une bonne tasse de lait.

Voilà le supplice du dyspeptique, qui ne peut souffrir le lait tellement il en a bu.

Herbes cuites, légumes, herbacés cuits.

Ce sont des aliments assez faciles à digérer. Ils ne contiennent presque pas de matières féculentes dont la digestion est longue. Ils contiennent de l'eau, des sels très utiles et des matières ligneuses très ténues qui sont utiles, parce qu'elles ne fatiguent pas l'intestin et qu'elles entretiennent la liberté du ventre ; c'est-à-dire, elles favorisent la marche des aliments transformés dans l'appareil digestif, elles empêchent la constipation.

Les sels organiques qu'elles contiennent sont utiles plus que leur faible proportion ne le fait supposer.

Ce sont : salades cuites, chicorées, épinards, andives, céleris, poireaux.

Racines, carottes, salsifis, navets en petite quantité.

La salade crue assaisonnée de vinaigre et d'huile n'est pas défendue au dyspeptique, elle est souvent mieux supportée que les farineux même en purée.

Fruits cuits.

Les fruits cuits sont bien plus faciles à digérer que les fruits crus, ils sont très utiles par les sels organiques qu'ils contiennent, et ils sollicitent l'appétit du dyspeptique.

Légumes verts.

Sont des aliments qui sont nourrissants, par une petite quantité d'amidon qu'ils contiennent.

Ils sont plus difficiles à digérer que les herbes cuites qui ne contiennent pas d'amidon.

Les légumes verts sont les petits pois, les haricots verts.

Pris en petite quantité il sont faciles à digérer par le dyspeptique. C'est par les légumes verts que le dyspeptique commencera à essayer la susceptibilité de son estomac.

Les purées.

Ce sont des aliments carbonnés qui commencent à être d'une digestion un peu plus difficile.

Les purées ne sont pas permises au dyspeptique obligé de suivre un régime sévère.

Quand le dyspeptique sera dans une bonne période, qu'il pourra s'alimenter avec du lait, des œufs, de la viande maigre, du poisson maigre, de la croûte de pain, des légumes verts, alors on pourra essayer de temps en temps une cuillerée de purée.

Nombreuses sont les farines préparées pour les enfants et que le dyspeptique pourra utiliser.

Farine de lentilles, de pois, de haricots, de châtaignes, de maïs, de riz, d'orge, de blé, d'avoine, de sarrazin, fécule de pommes de terre.

La variété fait accepter plus facilement ces aliments par l'estomac.

La purée doit être bien cuite pour être facile à digérer ; elle ne doit pas être préparée à la graisse qui est indigeste.

Ces aliments contiennent des sels très utiles au tuberculeux et favorisent l'incrustation des tubercules, surtout par du phosphate de chaux naturel.

Les pâtes, macaroni, nouilles, pâtes d'Italie, peuvent être rangées à la suite de ces aliments.

Ce sont des farines de bonne qualité et bien cuites, de la sorte plus faciles à digérer.

Ce sont des aliments qui se digèrent aussi facilement que les purées et plus facilement que les aliments de la catégorie suivante.

Les potages, au tapioca, à la semoule, au vermicelle, les soupes bien cuites, les panades, sont de la même catégorie.

Certaines personnes se croient obligées de faire du bouillon et de manger de la soupe.

Le bouillon est, il est vrai, une bonne préparation qui contient des sels de la viande. Mais il ne vaut pas le prix qu'il coûte, il vaut mieux manger la viande d'une façon plus savoureuse que bouillie, car le bouilli ne plaît pas à beaucoup. La viande bouillie est cependant très bien digérée.

Le bouillon dilate l'estomac des enfants.

La soupe faite avec du pain trempé dans le bouillon est un excellent aliment se digérant facilement.

La panade est une soupe contenant beaucoup de pain et bien cuit.

Ces aliments doivent se classer avec les purées, les pâtes et autres féculents faciles à digérer.

TROISIÈME CLASSE.

ALIMENTS DIFFICILES A DIGÉRER.

1° Vin et boissons alcooliques.

Le vin et les boissons alcooliques fortes ou faibles, bière, cidre, etc, sont des aliments qui nuisent à une bonne digestion.

Il en est de même des liqueurs fortes, de l'eau-de-vie, cognac, rhum, kirch, armagnac, etc.

L'alcool est un poison paralysant, déprimant. Si la première action de l'alcool est l'excitation, l'action persistante est la dépression et la paralysie.

Le vin agit sur le foie, la glande la plus importante et la plus grosse de l'appareil digestif. Il paralyse la fonction du foie. L'alcool agit donc dans le même sens que le poison de la tuberculose.

La bière, si elle est forte est encore plus nuisible que le vin. La bière est faite avec de l'alcool de grains pernicieux à l'estomac et au foie.

Si la bière est faible elle est moins nuisible parce qu'elle ne contient presque plus d'alcool.

Le cidre n'a aucune qualité pour faire digérer.

Chez le dyspeptique dont la digestion est paralysée, les boissons alcooliques augmentent cette impuissance de la digestion.

L'alcool est un poison qui agit dans le même sens que le poison bacillaire, mais en plus, elle détermine des lésions persistantes et tenaces.

Aussi le tuberculeux qui boit, est voué à la mort.

Le tuberculeux alcoolique, est un condamné à mort.

L'alcool de vin peut être permis en hiver et dans les pays froids. Mais il est si rare que les malades ne pourront jamais s'en procurer. L'alcool que l'on trouve dans le commerce est de l'alcool de grains ou de pommes de terre ou même de l'alcool de bois. Ces alcools sont de véritables poisons pour le tuberculeux.

Cependant chez le tuberculeux qui ne s'alimente pas, qui est maigre, épuisé, abattu, anéanti, une boisson alcoolique telle que du vin de champagne ou du vin de bordeaux pourra être utile. L'alcool dans ce cas la sert d'aliment d'épargne et de stimulant.

On peut également permettre le vin en petite quantité et coupé d'eau à des tuberculeux qui sont habitués à cette boisson, et qui en sont privés au détriment des forces.

Mais en général, le malade qui mange bien n'a pas besoin de boissons alcooliques.

2° *Féculents et légumes farineux.*

Le dyspeptique ne peut pas digérer les haricots, lentilles, pois, etc, qui ne sont pas réduits en purée.

La mie de pain est indigeste et ne peut être digérée par le dyspeptique.

Les farineux sont l'occasion d'une digestion longue et pénible. Il faut un travail considérable de l'appareil digestif pour digérer les farineux.

La digestion des farineux demande l'exercice développé de l'appareil digestif, tandis que les viandes maigres, le lait et les œufs ne demandent pas tout ce travail.

Si l'effort fait par l'appareil digestif pour digérer l'albumine de l'œuf est représenté par 1, l'effort pour digérer la viande maigre est représenté par 2, l'effort pour digérer les farineux pourra être représenté par 20.

Les farineux sont dix fois plus difficiles à digérer que la viande maigre, ils nécessitent dix fois plus de travail.

La transformation chimique des farineux est lente, aussi le farineux est-il un corps qui chemine lentement dans l'intestin et nécessite le travail musculaire de l'intestin.

Chez le tuberculeux, il y a une paresse de l'intestin quant

à ses muscles et quant à ses glandes, il y a paresse de la digestion, et les farineux nécessitent un travail au-dessus des forces du tuberculeux dyspeptique.

Les produits de la digestion, une fois élaborés, s'écoulent avec les produits de désassimilation pour former les déchets de l'organisme.

Dans ces déchets se trouvent des poisons paralysants, qui occasionnent les vertiges et la faiblesse du dyspeptique. Ces poisons ne s'absorbent pas chez l'individu sain parce qu'ils sont expulsés assez vite. Ces poisons s'absorbent chez le dyspeptique à intestins paresseux, et cet empoisonnement va augmenter encore la paresse intestinale.

Aussi chez le dyspeptique gravement atteint, il faut supprimer complètement les farineux.

On commencera à essayer le pouvoir de digérer les aliments carbonnés, en donnant une très petite quantité de farineux, en purée et bien cuite.

On donnera un potage vermicelle ou tapioca, une soupe avec peu de pain, ou une cuillerée à bouche de purée de lentille, de pois, de haricots, de châtaignes, etc., ou un gâteau de semoule ou de tapioca.

On associera les purées de farineux pris en très petite quantité au lait et aux œufs, pour qu'ils soient plus faciles à digérer et à supporter pour l'estomac.

On fera l'entraînement de la digestion pour digérer les farineux.

Quand l'organisme aura digéré pendant huit ou quinze jours une quantité de farineux correspondant à une cuillerée à bouche de purée, on augmentera très lentement.

Il ne faut jamais oublier que le dyspeptique ne pourra jamais digérer une grande quantité d'aliments farineux, et il serait inutile de vouloir lui en donner de grandes quantités.

Les farineux entretiennent la chaleur de l'individu. Le froid sec de l'hiver est excellent pour aider à faire digérer les farineux. Le froid sec sollicite les échanges nutritifs qui nécessitent la combustion du charbon de l'organisme.

Le froid provoque les réactions nerveuses qui font digérer les farineux.

L'exercice musculaire est également très bon, car il brûle les produits hydrocarbonés provenant des farineux, et il élève la température du corps en les brûlant ; la sueur est un des produits de cette combustion.

Pour les dyspeptiques qui ne digèrent pas les farineux, l'huile de foie de morue rend des services immenses. En effet, l'huile de foie de morue est digérée alors que les farineux ne sont pas digérés. Elle est digérée parce qu'elle ne nécessite aucun travail, puisqu'elle apporte avec elle les produits du foie, nécessaires à sa digestion. De plus, si elle n'est pas digérée, l'huile de foie de morue a pour résultat d'activer la circulation dans le tube intestinal, et de lutter contre la paresse intestinale naturelle au dyspeptique.

Les farineux commenceront à être donnés sous forme de purées, car la pulpe des graines formant corps étranger est très indigeste.

Quand les purées seront digérées le malade pourra manger des légumes farineux cuits, sans être réduits en purée, il pourra manger des lentilles, haricots, pommes de terre, etc.

De préférence ces légumes seront bouillis à l'eau.

Lorsque ces légumes sont frits dans l'huile ou la graisse, ils s'imprègnent de corps gras et sont indigestes.

Les pommes de terre frites sont indigestes, parce qu'elles sont préparées avec un corps gras qui les pénètre et qui est d'autant plus difficile à être digéré.

Il n'est pas défendu d'assaisonner les farineux : haricots, lentilles, etc., avec de l'huile et du vinaigre, l'appétit du malade est excité, et de plus l'addition d'huile aux haricots en grains a la réputation d'empêcher les vents et les coliques.

Les pâtes, macaroni, nouilles, sont de bons aliments comparables aux purées.

Les gâteaux.

Sont des aliments difficiles à digérer, leur usage journalier donne de l'irritation de l'estomac, de la gastrite.

Les gâteaux sont formés de farine et de beurre et d'œufs, ils sont lourds.

Cependant ils excitent l'appétit, et pour ce bon résultat il faut les permettre quelquefois.

Dans une journée il vaut mieux manger un gâteau que rien.

Certains gâteaux sont faits avec de la pâte feuilletée, très légère et en petite quantité, et ils contiennent beaucoup de crème. Ces gâteaux ont quelques avantages.

Les biscuits secs, de pâtissier, peuvent quelquefois remplacer la croûte de pain, pour manger les aliments.

QUATRIÈME CLASSE.

ALIMENTS INDIGESTES.

1° *Graisses et sauces.*

Il est des aliments que le dyspeptique devra éliminer constamment de son alimentation.

1° *Graisses.* — Les graisses sont d'une digestion des plus difficiles.

La graisse solide est plus difficile à digérer que l'huile, corps gras liquide. Les corps gras, en effet, ont besoin d'être divisés en parcelles très fines pour être digérés. L'huile se prête à cette division, car elle se diffuse par suite de ses propriétés physiques. C'est un travail mécanique que l'appareil digestif trouve tout fait, il n'a qu'à le continuer et le perfectionner.

Les corps gras, les graisses solides au contraire, se divisent très lentement. Elles ne se divisent pas quand elles sont solides. Elles fondent, il est vrai, à la température du corps humain, mais elles sont peu fluides, et ne possèdent pas, près de leur point de fusion, la facilité de s'étendre et de diviser.

La division des corps gras se fait au moyen de la bile. Or, chez le dyspeptique la bile fait défaut, elle est absente, Ou elle se trouve en très petite quantité. Par conséquent elle ne pourra suffire à la digestion de la graisse, d'où indigestion et tout son cortége.

On fera l'objection qu'il est prescrit aux tuberculeux dyspeptiques des doses très fortes d'huile de foie de morue qui est un corps gras.

L'huile de foie de morue est le seul corps gras digéré par le dyspeptique. L'huile de foie de morue contient les principes du foie nécessaires pour qu'elle soit digérée.

L'huile de foie de morue est tolérée d'une façon remarquable et étonnante par le dyspeptique, et même à forte dose. Chez le dyspeptique il faut réserver le pouvoir si restreint de digérer les corps gras, pour la seule huile de foie de morue.

Quelquefois l'huile de foie de morue est digérée par le dyspeptique à la dose de 60 à 80 grammes par jour, alors que chez le même dyspeptique, 5 grammes de graisse déterminent une digestion pénible.

2° *Sauces.*

Les sauces sont de la graisse et de la farine qui n'est pas cuite, c'est-à-dire la réunion de deux choses indigestes.

La sauce est la mort de l'estomac.

Il faut faire une distinction. Le jus de viande qui coule lorsque cette viande cuit, est excellent et se digère très bien. Si ce jus de viande est dépourvu de graisse, il forme une préparation qui sera digérée. Mais ce n'est pas ordinairement ce que l'on entend par sauce. La sauce est à base de graisse et de farine; le jus de la viande est mélangé à de la graisse et souvent à la graisse et à la farine.

Les sauces sont l'aliment le plus indigeste et la personne

qui mange tous les jours, matin et soir, des sauces, court un grand risque pour son estomac.

3° Peau et tendons, aponévroses. Ce sont des parties qui accompagnent la viande et qui sont indigestes.

L'estomac ordinaire accepte la peau et les tendons.

Le dyspeptique ne peut les accepter. Un petit tendon est l'occasion d'une digestion douloureuse chez certains dyspeptiques sérieusement atteints.

La peau est du tissu indigeste accompagné de graisse. Elle est doublement indigeste. La peau de volaille, si succulente, doit être mise de côté. Aussi le dyspeptique est parfois malheureux, il laisse de côté la peau d'une volaille et tout le monde le traite de délicat, et d'une délicatesse se mal placée, car ce qu'il rejette est réputé excellent et morceau de choix.

4° Viandes faisandées. Elles doivent être proscrites chez le tuberculeux dyspeptique ou non. La viande faisandée contient des produits de putréfaction qui viennent favoriser l'action nuisible des germes de tuberculose que porte déjà le malade.

C'est un empoisonnement surajouté par le malade, à l'empoisonnement contre lequel il lutte déjà. C'est un surcroît de travail pour le foie chargé de combattre et de neutraliser l'effet des poisons, et qui déjà faiblit à ce labeur.

CHAPITRE IV.

—

AIDES A LA DIGESTION.

I. Mastication. — II. Manger lentement. — III. Vie Régulière. —
IV. Repos. — V. Frictions. — VI. Exercice musculaire.

I. — MASTICATION.

Pour bien digérer il faut d'abord mastiquer.

Les aliments qui sont introduits dans l'estomac sans être bien mâchés, déterminent de la dyspepsie, des digestions difficiles, lentes, paresseuses.

Il faut prendre le temps de mastiquer complétement.

Il faut s'assurer que la mastication s'effectue convenablement.

Certains malades n'ont pas de dents et ont mal à l'estomac. Il y a deux choses à faire.

1° Faire mettre un appareil dentaire qui pourra mastiquer.

Il faut faire comprendre au malade que s'il avale les morceaux entiers il aura toujours mal à l'estomac.

Il faut lui dire qu'il n'existe pas de médicaments qui permette de digérer la viande sans la mâcher.

2° Il faut conseiller au malade des aliments faciles à mastiquer, cervelle, rognons, foie, etc., soupe, macaroni, purées, etc.

La viande hachée dans du bouillon, ou la viande râpée au couteau.

Il existe des instruments pour hacher la viande, mais l'instrument pratique pour le malade et destiné à réduire la viande en parcelles très petites, cet instrument n'existe pas encore.

II. — MANGER LENTEMENT.

Le travail de la digestion s'effectue par la sécrétion lente d'un grand nombre de glandes.

Cette sécrétion ne peut être que lente, et chez le dyspeptique cette sécrétion est encore plus lente que chez l'homme sain. Chez le dyspeptique, le foie et paresseux, et sécrète moins, et moins vite que chez l'homme sain.

Quand on mange lentement, la résultante des réflexes multiples, est de provoquer une sécrétion lente mais continue de toutes les glandes de la digestion.

Si le repas dure une heure, temps louable, la sécrétion du foie et des glandes de la digestion durera un temps proportionné, c'est-à-dire une heure et plus. Le travail de sécrétion se fera sans fatigue, la sécrétion sera satisfaisante, les glandes ne seront pas surmenées et pourront recommencer.

Si on mange rapidement, en dix minutes, les réflexes provoquent la sécrétion du foie et des glandes de la digestion pendant une durée très courte. La sécrétion sera moins abondante et la digestion moins bonne,

De plus, si le repas est abondant, les glandes sont vigoureusement sollicitées, elles se congestionnent, donnent un grand travail en peu d'instants et se fatiguent. C'est pour cela que l'hépatite arrive, l'hépatite ou des douleurs hépatiques et des calculs biliaires provenant de la sécrétion irrégulière et anormale du foie.

La même personne qui a des digestions difficiles quand elle mange en un quart d'heure, a des digestions très faciles quand elle mange en une heure.

III. — VIE RÉGULIÈRE.

La régularité des repas. -- C'est une condition de bonne digestion, mais il ne faut pas y attacher une trop grande importance. Il est bien vrai que l'organisme prend des habitudes, et que ses actes sont favorisés par l'habitude. Cependant la régularité des repas est moins importante que la qualité des aliments. Le repas peut varier d'une demi-heure sans que cette licence nuise à la digestion.

Par régularité des repas il faut entendre, faire trois repas par jour.

1° Le premier déjeuner, à 7 ou 8 heures.

2° Le déjeuner à 11 heures ou midi.

3° Le souper à 6 ou 8 heures.

Tandis que celui qui ne fera qu'un repas le soir, est apte à la dyspepsie.

Hélas, il y en a plus qu'on ne croit, qui ne mangent pas dans la journée parce qu'ils n'ont pas faim, et pour le tuberculeux, le fait se produit très souvent. Je n'ai pas faim, donc je ne mange pas, et il reste une journée entière sans manger. Le soir à huit heures il se décide à prendre quelque chose.

La régularité des repas fait que la digestion est prête à se faire, le malade a faim, aux heures habituelles. S'il n'a pas faim il peut au moins manger quelques bouchées, c'est ce qu'il faut.

Pour le tuberculeux il faut manger peu et souvent, de la sorte la digestion est plus facile.

Le tuberculeux pourra faire cinq repas par jour.

7 h., premier déjeuner. — Lait, café au lait, ou chocolat.

11 h., déjeuner. — Œufs, viande froide, croûte de pain.

3 h., goûter. — Viande hachée dans du bouillon, œufs au lait, biscuit trempé dans du vin.

7 h., dîner. — Potage, viandes grillées, rôties, braisées, croûte de pain, fruits cuits.

10 h., soir ou pendant la nuit, souper. — Viande froide, infusion chaude, lait de poule, biscuit trempé dans du vin.

Dès que le tuberculeux dyspeptique le pourra, il joindra à son alimentation des légumes de toutes sortes.

La journée du tuberculeux est bien chargée, c'est vrai. Il

faut qu'il ne pense qu'à manger et à prendre des médicaments. La vie est à ce prix.

Manger est plus important que prendre des médicaments, et il n'y a pas de guérison sans quelques médicaments.

L'horaire du tuberculeux sera le suivant, qui comporte les médicaments et les aliments :

7 heures. —	Huile de foie de morue.
—	*Créosote.*
—	Déjeuner, lait.
11 heures. —	*Vin amer.*
—	*Huile de foie de morue.*
—	*Créosote.*
—	Déjeuner.
—	Tannin.
—	*Bicarbonate de soude.*
—	Café.
3 heures. —	*Huile de foie de morue.*
—	*Créosote.*
—	Goûter, *Viande hachée. Œufs*
7 heures. —	*Vin amer.*
—	*Huile de foie de morue.*
—	*Créosote.*
—	Dîner.
—	Tannin.
—	*Dessert.*
—	*Bicarbonate de soude.*
10 heures. —	Lavement créosoté.
11 heures. —	*Huile de foie de morue.*
—	*Créosote.*
—	*Viande froide.*
—	*Petit verre de vin et biscuit.*

Les recommandations marquées en italiques sont les moins importantes et peuvent le plus souvent être supprimées.

Si sa fortune le lui permet, le tuberculeux se reposera toute la journée sur une chaise longue, il fera une promenade très courte avant et après chaque repas de midi et du soir.

Si le tuberculeux doit travailler pour vivre, il diminuera

les heures de travail et se reposera dans la journée sur son lit.

IV. — REPOS.

Repos après le repas. — La digestion est un travail.

Chez le dyspeptique la digestion est un travail pénible, fatigant, lourd, souvent au-dessus de ses forces. Aussi arrive-t-il souvent que le dyspeptique après avoir mangé se sent pris de faiblesse et de fatigue.

Le repos est nécessaire après le repas.

Le repos envisage :

1° L'effort musculaire ;

2° L'effort intellectuel.

1° *Effort musculaire.*

L'homme sain peut faire une promenade après avoir mangé, cet exercice facilite la digestion.

Le dyspeptique a besoin de conserver toutes ses forces pour le travail laborieux de la digestion. Toutes les ressources disponibles, chimiques, physiques, organiques seront utilisées pour digérer.

Pour cela *le repos au lit* est le meilleur.

Le repos dans la position allongée est le meilleur.

Les muscles sont relâchés, ne se contractent pas, la circulation générale est libre.

L'estomac ne reste pas suspendu à ses attaches trop faibles, et sa circulation en est meilleure.

L'intestin n'est pas suspendu et fonctionne mieux.

Chez le dyspeptique, tout est faible, muscles et tendons, les ligaments qui supportent les organes sont faibles et se laissent tirailler d'où les douleurs d'organes, estomac, intestin, foie, pour ne parler que de la digestion.

La position allongée sur le lit supprime cette faiblesse, ces douleurs. La digestion en est meilleure.

2° *Effort intellectuel.*

Le cerveau et l'estomac sont ennemis. Si l'un agit, l'autre cède.

Il ne peut y avoir de bonnes digestions pendant le travail intellectuel.

Il est défendu de lire en mangeant.

Il est défendu de lire même un journal, lecture peu attachante, presque indifférente.

Chez les personnes qui ont le travail du cerveau facile, c'est la digestion qui cédera, et qui sera arrêtée, quand le travail intellectuel aura lieu.

Mais quand l'estomac contient des aliments, il reprend parfois ses droits et annihile le cerveau. Le dyspeptique a des vertiges provenant de l'estomac, et ces vertiges sont signes d'une paresse du cerveau qui ne peut fournir aucun travail intellectuel.

Il faut réserver un temps pour le travail de la digestion.

Il faut réserver un temps pour le travail intellectuel.

Le travail de la digestion dure environ deux heures, au bout de ce temps les glandes de l'estomac ont fini de sécréter, et les matières alimentaires se trouvent dans l'intestin.

Par conséquent, chez le dyspeptique gravement atteint, le repos allongé sur un lit, pourra durer deux heures après le repas.

Le repos de deux heures sera rarement nécessaire. Un repos d'une heure est déjà très salutaire et suffisant dans presque tous les cas.

Si le malade digère assez bien, le repos allongé après le repas sera de 20 à 30 minutes.

Le repos suffit quelquefois pour que la digestion s'effectue très bien, alors que sans lui, il y aurait eu des douleurs d'estomac, et une digestion difficile.

Pendant ce repos aucune occupation ne sera permise, ni lire, ni écrire, ni travailler avec ses doigts.

Certaines personnes habituées à penser ont subi un entraînement cérébral tel quelles ne peuvent s'empêcher de penser, ou bien ce sont les préoccupations du moment qui sont un travail intellectuel que la volonté ne peut repousser. Cette pensée persistante, due à l'entraînement de la pensée, est cause de dyspepsie chez le savant. Cette pensée persistante, due aux préoccupations des affaires, est cause de dyspepsie chez le commerçant, le banquier, l'avocat, le médecin, le diplomate, l'homme de gouvernement, etc.

Chez le tuberculeux, ce sont les soins de l'existence, le travail qu'on ne peut faire, la mort qui vient, les idées noires qui sont le partage des maladies de l'estomac et des maladies de foie, l'ennui d'être à charge à sa famille. Il faut supprimer ces préoccupations pour guérir le tuberculeux.

Cependant il est rare que le travail intellectuel s'impose de façon à ce que on ne puisse pas le remettre à plus tard.

Le sommeil est nécessaire pour bien digérer. Le tuberculeux devra dormir 8 à 10 heures par 24 heures.

Davantage si cela lui est possible.

V. — FRICTIONS.

Le tuberculeux peut utiliser les frictions sèches, les frictions à l'alcool camphré, ou les frictions à l'eau de Cologne.

Les frictions sont un procédé de massage qui active la circulation et la nutrition des tissus. Elles seront excellentes chez le tuberculeux et le dyspeptique dont la nutrition est en retard.

La friction sèche se fait avec la main nue, ou avec un gant de crin, elle a l'avantage de supprimer la sensibilité exagérée du tuberculeux, et de le rendre robuste contre les intempéries. La friction à la main peut être facilitée au moyen de poudre de riz ou de talc.

Les frictions à l'alcool sont également excellentes, on emploiera l'alcool camphré ou l'eau de Cologne, les frictions à l'alcool nettoient la peau, entretiennent la propreté, et activent les fonctions des glandes de la peau. Elles suppriment de la sorte les sueurs nocturnes des tuberculeux.

Les lotions froides peuvent être employées chez le tuberculeux qui est en voie de guérison.

Quand il y a des lésions étendues et de la congestion généralisée des deux poumons, il faut être très prudent car l'hydrothérapie froide favorise la congestion pulmonaire.

Les bains chauds sont contre-indiqués.

Les bains chauds en tant que traitement méthodique comme ils sont donnés pour d'autres maladies dans certaines villes d'eau, c'est-à-dire tous les jours ou tous les deux jours, et d'une durée de 20 à 30 minutes, ces bains chauds sont pernicieux et expressément défendus aux tuberculeux.

On pourra cependant permettre un bain de propreté très court, de cinq à dix minutes, tous les huit ou quinze jours.

Froid. — 1° *Le froid*, ce mot est pris dans le sens de refroidissement du malade. *Le malade prend froid.*

Le froid arrête la digestion. Le froid aux pieds pendant un quart d'heure arrête la digestion.

Le froid est pernicieux a plus d'un titre au tuberculeux, dont il congestionne les poumons.

En ce qui concerne la digestion le dyspeptique ne peut espérer digérer s'il a froid. La première chose à faire est de se réchauffer, de se chauffer les pieds, puis de s'alimenter. Il faut se chauffer au feu, car le dyspeptique ne peut pas se réchauffer en prenant de l'exercice. Il n'a pas en lui-même les aliments nécessaires pour produire la chaleur par l'exercice musculaire. S'il marche, s'il court, il se fatiguera sans se réchauffer. Aussi faut-il suppléer à ce manque de calorifique, par le feu.

Il faut veiller à ce que le dyspeptique ne puisse pas se refroidir les pieds en mangeant, ce qui peut arriver si le sol est carrelé. Dans ce cas il faut mettre un tapis épais sous les pieds.

2° *Le froid* pris dans le sens de la température extérieure.

Il fait froid. Ce qui vient d'être dit, ne contredit pas les bons effets que l'on peut retirer du froid, de la température froide, d'un climat froid, *mais à la condition que le tuberculeux n'ait pas froid* et lutte avantageusement contre le froid.

Le froid est excellent pour certains tuberculeux, la saison froide est favorable à leur guérison. Le froid favorise l'alimentation, le tuberculeux peut bénéficier du froid, il peut guérir à la faveur du froid, à la condition qu'il n'ait pas froid, c'est-à-dire qu'il ne se refroidisse pas.

L'hydrothérapie froide (douche froide ou tub), ne pourra être employée que lorsque l'organisme sera maître de la maladie.

L'hydrothérapie froide est une arme à deux tranchants qui blesse cruellement celui qui ne sait pas s'en servir. Elle tue le maladroit.

Pour les inexpérimentés il est prudent de ne mettre en pratique l'hydrothérapie froide que lorsque la guérison apparente est arrivée. Il est encore prudent de ne pas faire d'hydrothérapie froide pendant les froids de l'hiver.

Vomissements. — Quelques malades ont une susceptibilité particulière et vomissent très facilement, pour une cause légère, à la suite d'une petite quinte de toux. La morphine et la cocaïne modifieront avantageusement cette susceptiblité pneumogastrique, et empêcheront les vomissements.

VI. — EXERCICE MUSCULAIRE.

Le tuberculeux doit sortir, faire une promenade chaque jour quand le temps le permet.

Le tuberculeux qui reste confiné à la chambre ne guérit pas.

L'exercice musculaire aide à la digestion, il active la circulation, il est un entraînement pour la nutrition des tissus.

Le malade qui prend de l'exercice mange mieux.

L'exercice musculaire fait changer d'air le malade qui peut aller dans les bois à la recherche de l'air pur et vivifiant.

La promenade de choix est l'après-midi, entre 1 heure et 4 heures.

L'exercice ne doit jamais aller jusqu'à la fatigue ; le malade pourra se promener une demi-heure ou une heure, ou plus longtemps en se reposant.

Si le malade peut faire deux promenades par jour, il fera la seconde promenade le matin, entre 9 heures et 11 heures.

Il ne faut pas oublier que l'exercice fait digérer l'huile de foie de morue. C'est avec les jambes qu'on digère l'huile, et en même temps les autres aliments.

Dans les promenades il faut éviter d'avoir froid, il faut éviter l'air humide et froid.

Le malade devra rentrer toujours avant le refroidissement du soir, il devra se priver de toute sortie après le repas du soir.

Les soirées sont défendues.

Les bals sont défendus.

Les théâtres sont défendus.

Sous peine de mort.

TITRE II.

—

L'AIR.

I. DE L'AIR DES VILLES. — II. DE L'AIR SALUBRE,

—

I. — DE L'AIR DES VILLES.

CHAP.   I. — PRÉLIMINAIRES.
CHAP. II. — DE L'AIR EMPOISONNÉ.
CHAP. III. — CAUSES DE VICIATION DE L'AIR.
CHAP. IV. — DU MÉLANGE DE L'AIR PUR ET DE
L'AIR IMPUR.

CHAPITRE I.

—

PRÉLIMINAIRES.

L'air est un aliment.

Un bon air est nécessaire aux tuberculeux.

On ne comprend bien la différence du bon air et du mauvais air, que lorsqu'on peut en subir soi-même les effets.

On ne distingue bien ces effets que lorsqu'on est soi-même impressionnable au bon air et au mauvais air.

Le mauvais air est celui des grandes villes, dont Paris peut donner le meilleur exemple.

Que de gens bien portants habitent Paris, sans avoir à souffrir de l'air qu'ils y respirent.

Ils ne comprennent pas qu'un air plus pur puisse exister.

Ils ne comprennent pas que cet air plus pur, soit utile, nécessaire, indispensable à la santé.

Quand ces personnes bien portantes sont des médecins, ces médecins ne comprennent pas l'importance et la nécessité d'un bon air.

L'air de Paris tue à lui seul la moitié des tuberculeux qui meurent à Paris.

Les causes qui entretiennent constamment un air vicié, à Paris, sont nombreuses.

Ce sont : l'accumulation des habitants, les gaz délétères déversés par les usines, les fabriques de gaz, les foyers de combustion, les gares, les égouts, les écuries installées sur la voie publique, les poussières des rues.

Le mauvais air de Paris est un poison qui tue lentement et sûrement.

Le mauvais air de Paris est un poignard qui s'enfonce

lentement et sûrement dans la poitrine du tuberculeux jusqu'à ce que le tuberculeux meure.

La civilisation défend de tuer. Elle punit celui qui tue par le fer, le feu ou le poison.

La société actuelle ne punit pas ceux qui tuent par l'air empoisonné. Elle ne défend pas d'empoisonner l'air.

La question est complexe.

Les usines à gaz peuvent déverser leurs torrents de poison gazeux dans l'air. Les compagnies sont puissantes par le nombre, par l'argent, par le service rendu, par le nombre des personnes qui s'adressent à elles pour demander un service et le payer.

Beaucoup de personnes n'en souffrent pas.

Les usines de toutes sortes déversent leurs torrents de poison gazeux dans l'air. Les maîtres des usines sont puissants par le nombre, par l'argent, par les services rendus, par le nombre des personnes qui leur font des demandes.

Un grand nombre de personnes n'en paraissent pas incommodées.

Les chemins de fer déversent leurs torrents de gaz qui empoisonnent l'air. Les compagnies sont puissantes par l'argent et les actionnaires, et toujours par le service rendu à des millions de personnes.

Les personnes bien portantes ne sont pas atteintes.

Et cependant, à Paris, un décès sur six est dû à la tuberculose.

On peut affirmer que, de toutes les personnes qui meurent à Paris, la moitié meurent emportées par le poison jeté dans l'air. Si l'air n'était pas malsain, elles ne seraient pas mortes.

La question que j'ai méditée depuis nombre d'années ne trouverait pas d'autre solution que la suivante.

Principe. — L'air pur doit être fourni aux habitants, de même que l'eau pure.

Le service de l'air, comme le service de l'eau doit être reconnu d'utilité publique.

L'État, la ville ou la commune doivent être chargées d'assurer ce service.

L'air pur serait amené dans la ville et distribué à toutes les maisons, à tous les étages, à toutes les pièces, par un système de canalisation, comme est amenée l'eau pure.

L'air serait pris à une source d'air présentant les conditions de pureté parfaite; par exemple au milieu d'une grande forêt et loin de toute habitation.

Tout producteur d'air empoisonné devrait produire au-dessous de cette source d'air empoisonné une source d'air pur dix fois plus abondante.

Pour que le tuberculeux comprenne l'importance du bon air sur sa santé, il faut expliquer plusieurs questions.

Les dangers de l'air empoisonné.
Les causes de viciation de l'air.
Le mélange de l'air empoisonné à l'air salubre.
L'air salubre.
La lumière.
Le grand air.
L'hygiène de la respiration.

CHAPITRE II

—

DANGER DE L'AIR EMPOISONNÉ.

Mille fois nous avons vu l'air devenir insalubre, mauvais, empoisonné, putrifié, meurtrier.

Cet air nous tue.

Des milliers de morts sont occasionnées par l'air empoisonné. Cependant nous assistons impassibles à ces hécatombes, à ces sacrifices humains renouvelés de l'antique.

Nous avons sous les yeux les preuves de mélanges qui rendent l'air insalubre.

Exemple. — Dans la campagne un feu d'herbes est vu de loin, il produit une fumée qui colore l'atmosphère qu'il contamine.

S'il n'y a pas de vent, la fumée se mêle à l'air de toute part, sous forme de globle de plus en plus grand.

S'il y a du vent, le vent entraîne la fumée à mesure qu'elle se forme, et la fumée va en s'élargissant sur le sol, et en s'élevant en hauteur, et l'œil voit au loin l'air contaminé par la fumée.

Exemple. — La locomotive entraîne le train à toute vapeur, elle rejette des torrents de fumée et de vapeur que l'on voit se mélanger à l'air. Pendant dix fois la longueur du train, on perçoit que l'air est contaminé.

Exemple. — Le bateau à vapeur quitte le port, sa fumée se voit de loin, elle laisse une trace énorme, le bateau est un point petit en comparaison de l'atmosphère colorée par la fumée.

Cet air est contaminé pour longtemps, car deux heures après le départ du bateau la fumée qu'il a fournie reste encore visible dans l'air du port.

Exemple. — Regardez d'un point culminant de Paris, une cheminée d'usine. Le vent qui lentement progresse, porte la fumée de l'usine sur les maisons environnantes qui baignent dans cette fumée, témoin de la contamination de l'air.

Exemple. — Si vous passez à proximité d'une usine à gaz vous sentez la mauvaise odeur du gaz, à une grande distance.

Les habitants des environs sont habitués à cette odeur, et respirent avec confiance l'air vicié par le gaz.

Exemple. — Un chemin de fer passe dans une tranchée, sa fumée remplit la tranchée où elle reste, tous les trains qui suivent apportent leur fumée, telle est l'atmosphère que respirent les voyageurs en plein air.

Les accidents occasionnés par l'air malsain sont fréquents et nombreux.

Exemple. — Des fours à chaux sont établis en plein air, des ouvriers se sont endormis à proximité, une brise légère porte à ces ouvriers l'acide carbonique des fours, et les ouvriers meurent aphyxiés en plein air.

Exemple. — Un homme meurt dans sa chambre, il était en bonne santé, son décès est inexplicable, l'enquête se fait et démontre qu'une fuite de gaz a eu lieu dans le sol, quelquefois à une distance de dix mètres.

Exemple. — Un arbre des boulevards meurt, il est tué par une fuite de gaz.

Exemple. — Une famille meurt, père, mère, enfants, c'est un bec de gaz, laissé ouvert par mégarde.

Exemple. — Un poêle fameux par le nombre de victimes qu'il a sacrifiées, un poêle mobile est installé dans un appartement, le lendemain une personne est morte plusieurs sont malades, c'est le gaz délétère qui a traduit sa présence.

Exemple. — Des prisonniers sont enfermés dans une salle unique, n'ayant qu'une ouverture étroite et insuffisante pour changer d'air, au bout de 24 heures, 9 sur 10 sont morts, sur dix prisonniers il n'en reste qu'un de vivant.

CHAPITRE III.

—

CAUSES DE VICIATION DE L'AIR.

I. Usines à gaz. — II. Usines, machines à vapeur, chauffage. — III. Rue, écurie. — IV. Egouts. — V. Respiration de l'homme.

Si l'on prend pour exemple une grande ville comme Paris, on trouve des causes nombreuses et multiples de viciation de l'air.

Ces causes sont si nombreuses, si persistantes, qu'il faut reconnaître que la santé des habitants doit être bien robuste pour résister. Cette santé en souffre cependant.

Ces causes sont si efficaces, qu'elles finissent par altérer la santé de l'habitant, dans sa personne et dans sa descendance.

Aussi cette idée est vraie dans ses grandes lignes, que la famille à Paris disparaît et que la descendance des parisiens s'éteint à la quatrième génération.

Cette proposition s'applique surtout aux habitants qui, fixés au centre de Paris, ne quittent jamais leur demeure.

Car il est beaucoup de personnes, qui pour lutter contre les effets néfastes de l'air de Paris, vont passer deux mois à la campagne tous les ans. C'est d'un besoin nécessaire à la vie qu'est née la villégiature aux bords de la mer ou dans les villes d'eau, ou même dans les montagnes et dans les plaines de la campagne.

Cette pratique passée dans les usages du jour a sa raison d'être dans le besoin d'air, le besoin d'un bon air, le besoin de changement d'air.

Les principales causes de viciation de l'air sont :

Les fabriques de gaz d'éclairage.

Les foyers de combustion si nombreux, usines, chemins de fer, chauffage de l'habitation.

Les poussières de la rue.

La respiration de l'air par l'homme.

Les émanations des égouts et des fosses d'aisances.

I. — USINES A GAZ.

Le gaz d'éclairage est un poison mortel, pour celui qui le respire.

Si un bec de gaz reste ouvert, sans être allumé, déversant le gaz d'éclairage dans la pièce, les personnes qui respirent quelque temps ce gaz d'éclairage sont empoisonnées et meurent.

Si la mort peut arriver pour avoir respiré le gaz d'éclairarage, elle n'arrive pas toujours, car il y a des degrés dans l'empoisonnement.

Il y a des empoisonnements aigus, rapides, qui entraînent la mort en quelques minutes.

Il y a des empoisonnements lents, chroniques, qui n'entraînent la mort qu'au bout de quelques mois ou de quelques années.

Ce sont ces empoisonnement lents qui sont les plus fréquents.

Le système d'éclairage de la ville est organisé pour porter dans tous les points de la ville, le poison gaz d'éclairage. Des tuyaux partent de l'usine à gaz pour porter le poison dans toutes les rues et dans toutes les maisons.

Si une nouvelle maison se construit, un des premiers soins de la compagnie du gaz, c'est que la conduite du gaz soit installée. C'est que le gaz soit amené dans tous les appartements et logements, même s'il n'est pas demandé par les locataires, ceci dans le but de favoriser la consomation du gaz. Mais ces conduites multiples sont autant d'apport de poison, et autant de danger multiplié.

Chaque bec de gaz est cause d'empoisonnement de l'air, car le gaz contenu dans la conduite peut s'échapper et vient se mélanger à l'air.

Les fuites du gaz sont faciles, si faciles que malgré les règlements de police très sévères, il arrive des accidents et des morts par empoisonnement par le gaz.

On ne s'aperçoit que des décès provoqués par le gaz. L'attention n'est pas attirée par la maladie occasionnée par le gaz, car le gaz est un poison invisible qui fait son œuvre de mort sans se laisser voir.

L'odeur devrait nous le révéler, mais le gaz a cette particularité que l'on s'habitue à son odeur, et une fois habitué, on ne sent plus le gaz.

Les personnes qui habitent le voisinage des usines à gaz se font à cette mauvaise odeur, et ne s'en aperçoivent plus.

Les causes de mort, sont causes de maladies plus nombreuses que les morts. Pour une mort il y a dix malades. Le gaz qui occasionne des morts nombreuses que l'on voit, occasionne des maladies cent fois plus nombreuses que l'on ne songe pas à attribuer au gaz.

Le gaz achève de tuer le malade qui lutte déjà contre le mal.

Le gaz tue le tuberculeux.

Le gaz est poison par lui même sans brûler, il est poison quand il brûle. Il dégage de l'acide carbonique et de l'oxyde de carbone. Il brûle notre oxygène, il nous vole l'oxygène de l'air dont nous avons le plus grand besoin. C'est que pour satisfaire à la combustion d'un bec de gaz il faut l'oxygène qui peut faire respirer dix personnes. Cet oxygène que le gaz nous vole, nous l'avons en moins. L'air en est vicié, la composition de l'air est changée, l'oxygène fait défaut, et il est remplacé par de l'acide carbonique, de l'oxyde de carbone et des gaz divers délétères. Dans la pièce où se trouve un bec de gaz, à la place d'air normal et sain, après quelques heures d'éclairage se trouve un air malsain. On pourrait penser que les courants d'air entraînent ces gaz malsains. Mais comme la source novice est constante, la pièce est toujours souillée d'air malsain.

Dans une ville où les becs de gaz sont allumés en grand nombre et pendant plusieurs heures de suite, les habitations sont baignées par un air vicié par la combustion du gaz d'éclairage. L'air devient pauvre en oxygène, et riche en gaz nuisibles, acide carbonique et oxyde de carbone.

Il existe des becs de gaz perfectionnés, qui donnent une lumière plus brillante en tamisant le gaz incandescent sur un treillis de platine ou d'autres substances réfractaires. Ces becs de gaz perfectionnés brûlent le gaz d'une façon plus parfaite, il en résulte une production plus grande d'oxyde de carbone. Le résultat de la combustion intense du gaz étant l'oxyde de carbone. Ces becs de gaz perfectionnés sont encore plus nuisibles que les becs ordinaires.

II. — USINES, MACHINES A VAPEUR, CHAUFFAGE.

Avec le gaz il faut placer comme cause de viciation de l'air les foyers énormes de combustion des usines, des machines à vapeur, des gares, et les foyers des habitations. Tous ces foyers sont producteurs considérables d'acide carbonique, d'oxyde de carbone, tout en supprimant l'oxygène de l'air.

Le foyer qui donne de la fumée n'est pas à craindre, car la fumée est un témoin qui signale le danger, et le fait fuir.

Mais le danger le plus terrible vient des foyers qui ne donnent pas de fumée. Le charbon brûlé, réduit à l'état de coke donne des foyers sans fumée, et développe des quantités considérables d'oxyde de carbone et d'acide carbonique.

Ces foyers sont nombreux.

Les chemins de fer avec leurs locomotives qui sillonnent la ville sont une source puissante de poison gazeux, acide carbonique et oxyde de carbone.

En plein air, quand nous respirons l'air, nous ne nous en apercevons pas.

Mais si nous descendons dans une gare souterraine, il est facile de sentir l'air chargé de vapeurs mortelles, et le tuberculeux est pris d'une congestion immédiate.

Ces vapeurs mortelles que nous percevons dans la gare souterraine, sont produites par les locomotives qui séjournent aussi peu que possible dans ces endroits, et qui malgré l'aération prévoyante fournissent plus de gaz mortel qu'il ne peut en sortir, par les orifices prévus.

Cet air mortel, que nous percevons mortel si nous restons quelques minutes dans la gare souterraine, cet air mortel est transporté par les conduites d'aération, à la surface du sol, où il est respiré par les habitants.

Dans les tunnels, on peut également percevoir combien la locomotive vicie l'air. Si la croisée du compartiment reste ouverte, au bout de quelques secondes l'air est rempli de gaz ayant l'odeur du foyer de combustion, trahissant l'acide carbonique.

Dans les usines, les machines sont moins importantes que les locomotives, elles produisent moins de gaz mortel, mais elles en produisent cependant des torrents, qui réunis sont déversés par les cheminées sur la surface du sol habité.

Dans chaque habitation, se trouvent des foyers de combustion. Ces foyers sont moins importants que ceux des usines, mais ils sont bien plus nombreux. La dixième partie de l'air est employé aux foyers domestiques. Cet air passant par les foyers, se charge d'acide carbonique et d'oxyde de carbone, il vient se déverser par la cheminée dans l'air qui baigne l'habitation.

Le gaz oxyde de carbone est un poison terrible ; quand l'air renferme un millième d'oxyde de carbone, cet air est mortel. Il fait mourir rapidement en détruisant les globules rouges, et le plasma sanguin.

L'air contenant un dix millième d'oxyde de carbone est encore nuisible est respiré longtemps, il peut occasionner la mort.

Comment s'étonner que l'empoisonnement persistant que

nous subissons dans la ville n'amène pas la faiblesse de l'individu robuste quand elle ne le tue pas. Cet empoisonnement lent et persistant finit par tuer le malade atteint de tuberculose.

Le malade meurt de deux maux :

1° De la tuberculose.

2° De l'empoisonnement par l'air.

III. — RUE ÉCURIE.

La rue est une écurie.

La rue qui est chargée de donner l'air aux habitations, la rue reçoit toutes les ordures que l'on peut imaginer.

Tous les chevaux stationnent dans la rue une moyenne de 12 heures sur 24.

Le nombre des chevaux vivant sur le sol des rues à Paris est grand. Certaines voies fréquentées possèdent toujours dans leur largeur, un ou deux chevaux, et pendant toute la journée. Les voies les plus fréquentées peuvent donc être comparées à une écurie.

Une écurie bien tenue est plus saine que la rue, car une place est réservée au fumier sur lequel personne ne marche.

Dans la rue, le fumier du cheval est déposé n'importe où, il est piétiné et forme les poussières que le vent soulève pour les transporter, dans nos yeux et dans nos poumons.

Dans nos yeux, le mal est peu de chose.

Dans nos poumons, le mal est plus grand.

Ces poussières transportent les germes de la suppuration. Elles peuvent transporter les germes de toutes les maladies.

Les poussières sont des corps étrangers qui par leur contact irritent et congestionnent le poumon et gênent la respiration.

Dans la rue les tuberculeux crachent sur le sol, les crachats se dessèchent rapidement et sont mélangés à la poussière du sol, ils se divisent en partie ténues qui volent dans l'air et sont respirés par les passants, les germes de la tuberculose sont répandus à profusion autour de nous.

Ils sont si nombreux que l'on est obligé d'admettre une prédisposition particulière chez le tuberculeux ; on est obligé d'admettre que le tuberculeux est un terrain de culture prêt à recevoir le germe de la tuberculose.

Si le germe de la tuberculose suffisait à lui seul pour faire devenir tuberculeux, tous les hommes seraient tuberculeux, tellement ce germe est répandu autour de nous.

Quand il veut respirer un bon air, l'habitant sort de son habitation et va se promener dans la rue, il va respirer des microbes si nombreux que l'on ne peut les compter.

Les mouches se chargent de transporter dans les appartements les saletés de la rue. Elles se reposent sur le fumier sur les détritus putréfiés, sur les crachats des tuberculeux, puis elles viennent sur nous, nous inoculer la tuberculose ou les germes de maladies.

Les puces et les punaises devenues tuberculeuses peuvent inoculer la tuberculose à l'individu sain.

IV. — ÉGOUTS.

Les villes ont sous le sol un réseau d'égouts, qui est chargé de conduire au loin tous les détritus des habitants.

La ville est construite sur un égout.

L'eau est le véhicule de ces détritus, mais l'eau les laisse déposer et l'égout est toujours chargé d'une partie vaseuse. Ce sont les détritus organiques qui entrent en fermentation, en putréfaction, et qui développent des gaz malsains que l'odorat perçoit souvent.

L'hiver les fermentations et décompositions putrides sont peu actives, les égouts ne sentent pas.

L'été les fermentations et décompositions putrides sont actives, les égouts sont des sources permanentes et cons-

tantes d'odeurs nauséabondes, traduisant des gaz pestilen-
tiels et mortels.

Les susceptibles subissent facilement l'empoisonnement
et ont de la diarrhée.

Le fait a été constaté un très grand nombre de fois par les
médecins eux-mêmes.

Obligés de faire des dissections ou l'autopsie médico-
légale d'un cadavre corrompu, certains médecins chaque
fois qu'ils s'y exposent, subissent l'empoisonnement par les
gaz de la putréfaction. Cet empoisonnement se traduit par la
diarrhée et par une petite maladie.

Si l'empoisonnement est isolé, il est peu de chose, si l'empoisonnement est renouvelé tous les jours, il peut tuer.

Chez le tuberculeux, cet empoisonnement est autrement
grave. Ce sont les poisons de la putréfaction qui, respirés
par le tuberculeux, vont augmenter sur place la dose du
poison.

Le poumon tuberculeux se trouve envahi au dedans par
les germes de la suppuration qui sécrètent leur poison, au
dehors par les miasmes de la putréfaction qui viennent multiplier les effets des premiers germes. Aussi ce poumon tuberculeux à moitié vivant, déjà envahi par l'ennemi, ne peut
lutter contre un nouvel ennemi et se laisse de plus en plus
envahir par le mal.

Quoique l'empoisonnement soit lent, il existe et le résultat
est la mort.

V. — RESPIRATION DE L'HOMME.

L'homme en respirant absorbe de l'oxygène et rend à la
place, de l'acide carbonique et de la vapeur d'eau. Ces
vapeurs d'eau sont chargées aussi de produits de sécrétion
qui sont de violents poisons, car recueillis et inoculés, ils
tuent rapidement et sûrement les animaux en expérience.

Cette sécrétion de l'homme par le poumon, ce poison qui tue les animaux, peut également tuer l'homme lui-même.

Les vapeurs chargées de poisons humains, si elles sont respirées, peuvent tuer l'homme qui les respire, même si c'est lui-même qui les a produites.

L'empoisonnement est lent.

Mais l'empoisonnement est sûr et mortel.

Cet empoisonnement lent, enlève au malade la puissance de lutter contre les germes de la maladie.

Le tuberculeux a une tendance à rester confiné à la chambre à avoir portes et fenêtres toujours closes, car il prend froid très facilement.

Le tuberculeux vicie l'air plus facilement et plus vite que l'homme sain, car les poumons du tuberculeux secrètent des produits morbides avec les sécrétions normales.

Le tuberculeux qui reste confiné à la chambre, sans sortir, sans ouvrir les fenêtres, subit un empoisonnement dont il est l'auteur, la cause, l'origine.

Le tuberculeux charge l'air de sa chambre de toxines, de poisons mortels pour l'homme, et pour lui-même.

Aussi le tuberculeux qui n'aère pas sa chambre, qui ne sort pas de sa chambre, est un malade destiné à mourir.

CHAPITRE IV.

DU MÉLANGE DE L'AIR PUR ET DE L'AIR IMPUR

I. Mélange de l'air impur. — II. Mélange horizontal.
III. Mélange vertical.

I. — MÉLANGE DE L'AIR IMPUR.

Quand on observe d'une hauteur une ville immense comme Paris, on voit que la ville est couverte d'une couche d'air colorée d'une façon un peu plus foncée. Les maisons sont baignées dans cet air, dans cette buée qui dépasse les maisons les plus élevées, de dix fois leur hauteur.

Cette buée dépasse les limites de la ville de tous les côtés. Le vent la porte tantôt à l'est tantôt à l'ouest, et la déplace. Mais le vent n'empêche jamais que la ville ne soit plongée dans cet air de couleur anormale. La pluie modifie pour quelques heures la teinte sombre de cet air, la pluie la rend moins sombre, mais elle n'empêche pas la ville d'être toujours plongée dans cet air de teinte foncée.

Cet air dans lequel plonge la ville, et qui dépasse de dix fois les plus hautes maisons, cet air est la couche qui sert à la vie humaine, c'est l'air respiré, c'est l'air domestique.

Au-dessus est une couche d'air normale, de composition régulière, un air pur, sain et de coloration normale. C'est l'air libre.

Le passage d'une couche à l'autre se fait graduellement, la séparation n'est pas nette.

Ce qui est bien évident, c'est que ces deux couches sont distinctes et ont un aspect différent.

Leur composition est différente.

Ce qui forme la différence d'aspect de ces deux couches c'est la différence de composition.

La couche d'air libre, est de l'air pur, sain, salubre.

La couche d'air domestique qui baigne la ville, que respire l'homme, est empoisonnée par les gaz des usines, par la fumée du charbon, par les émanations des égouts, par les poussières des rues.

La couche d'air domestique ne sa mêle pas à la couche d'air libre.

C'est cette couche d'air contaminé qui sert à la respiration de l'homme.

II. — MÉLANGE HORIZONTAL.

Dans les villes, il y a échange d'air entre l'air de la rue et l'air de la maison.

Quand l'air de la rue est entré dans la maison, il retourne à la rue, et de la sorte les maisons changent d'air les unes avec les autres. L'habitant respire l'air de son voisin. L'air respiré et qui n'est plus bon, va être respiré dans la maison voisine.

Les cours sont comme les rues. L'air de la cour passe dans l'habitation et l'air de l'habitation passe dans la cour.

III. — MÉLANGE VERTICAL.

Il y a échange de l'air des toits avec l'air des étages.

Les cheminées font un appel d'air dans tous les étages et cet air, que les foyers de combustion ont chargé de gaz délétères, cet air s'étale sur les toits de la ville.

Cette couche des toits, sert aux échanges d'air avec la rue ou la cour.

L'appel d'air par la cheminée établit un courant de bas en

haut dans la cheminée, compensé par un courant de haut en bas dans la rue. L'air des habitations est ainsi formé de l'air des toits déjà respiré et chargé des gaz des foyers de combustion.

Au-dessus des cheminées des maisons, s'élèvent des cheminées d'usines. Pour que l'empoisonnement de l'air soit plus certain, elles déversent les torrents de fumée au-dessus des maisons habitées.

Dans Paris, une maison quelconque se trouve toujours prise en quatre ou cinq cheminées d'usines, qui l'enveloppent de leur fumée. Il n'y a pas moyen qu'un bon air arrive aux habitants.

Le centre de Paris qui n'a pas d'usines en aussi grand nombre, se trouve contaminé par l'air de la périphérie, par l'air malsain des quartiers excentriques. Aussi, au centre de Paris, l'air ne peut jamais être pur, sain et salubre.

En dessus, la couche d'air est souillée; en dessous, toutes les émanations pestilentielles provenant des égouts, des fosses d'aisance, n'ont d'autre issue que l'air de la rue respiré par les habitants.

En plus, certains habitants empoisonnent l'air avec leur fabrication de gaz d'éclairage, et la ville porte en tous lieux ce poison mortel, le gaz, et elle prépare des milliers d'orifices par où la mort puisse s'échapper pour faire son œuvre.

La moitié des habitants de Paris meurt de l'air impur qu'ils respirent.

Des plaintes ont été faites par les habitants, elles restent sans effet.

Nous assistons à cette mort lente, nous suivons la marche de cet empoisonnement, sans que personne trouve le moyen de s'y opposer.

Quand on signale la mort par l'air empoisonné, la société est sans puissance pour l'arrêter, elle laisse mourir les malheureux, et elle répond en disant : Ce n'est pas l'air qui les tue, et si c'est l'air qui les tue, qu'ils aillent chercher ailleurs de l'air plus salubre.

Mais ceux qui laissent mourir les malheureux, doivent penser qu'ils respirent eux aussi le mauvais air et qu'ils en subissent l'empoisonnement lent.

TITRE II.

—

L'AIR.

II. — DE L'AIR SALUBRE.

CHAPITRE I.

AIR SALUBRE.

L'air salubre est un véritable aliment nécessaire à la vie.

Sans air salubre la plante meurt.

Sans air salubre l'animal meurt.

Sans air salubre l'homme meurt.

L'air est de qualité plus ou moins parfaite; plusieurs circonstances influent sur la qualité de l'air.

1° *L'air salubre* se trouve au fond des bois au milieu de la végétation abondante et de la vie puissante des arbres.

Les arbres respirent comme les hommes.

Mais ils respirent et absorbent l'acide carbonique, pour rejeter l'oxygène.

Tandis que l'homme respire l'oxygène des arbres pour rejeter l'acide carbonique.

Par l'air l'arbre se nourrit de l'homme, l'homme se nourrit de l'arbre.

Dans les bois la couche d'air contenant un excès d'oxygène est élevée, l'homme qui marche dans les bois trouvera une couche d'air qui surmonte sa tête de cinquante fois sa hauteur d'homme. Il est environné d'une couche d'air en épaisseur très grande. Il a l'oxygène végétal, qui vient de naître, c'est l'oxygène le meilleur et le plus sain que l'on puisse trouver. Il bénéficie de la fraîcheur et de l'humidité de la végétation.

L'air des bois est le meilleur à respirer, pourvu qu'il ne soit pas froid et humide.

2° *L'air salubre* se trouve dans les campagnes.

La végétation à fleur de terre produit l'oxygène. Le vent

ou la brise qui souffle fait un courant constant entraînant toutes les impuretés.

Mais, dans les campagnes, l'air n'est pas aussi chargé d'oxygène que dans les bois. L'air est de bonne qualité, mais l'air des bois est de qualité encore meilleure.

3° *L'air salubre* se trouve dans les montagnes.

Dans les hautes montagnes, dans les hautes altitudes, à 1000 mètres, l'air ne contient plus de germes. Le vent qui balaie la surface de la terre et soulève dans ses tourbillons les poussières des vallées ne peut porter ces poussières jusqu'au sommet des hautes montagnes.

L'air est pur.

4° *L'air salubre* se trouve à la surface de la mer, immense, et qui, par ce fait, ne peut être contaminé.

A la surface de la mer, pas de germe qui vient troubler la pureté de l'air; les milliers de bateaux qui sillonnent la mer sont des atomes perdus dans son immensité.

Les plages qui reçoivent l'air de la mer bénéficient de la pureté de l'air.

Vous qui avez soif d'air salubre.

Vous qui mourez empoisonné par l'air corrompu et putrifié des villes.

Allez chercher le bon air au fond des bois. La force, la vigueur, l'énergie vous reviendront.

En plus, la santé, le bonheur de vivre, et de faire le bien.

Vous qui mourez tué par l'air empoisonné des villes.

Allez chercher le bon air au sommet des montagnes, dans un endroit abrité des vents. Vous aurez le calme et la solitude.

Vous qui mourez épuisé par l'air meurtrier de la ville.

Allez chercher le bon air sur l'océan, la brise salée vous rendra la santé, vous renaîtrez à la vie.

Voici l'objection.

Il faut vivre, et le tuberculeux gagne sa vie à la ville. Le pain quotidien, l'aliment de chaque jour, il ne peut le gagner qu'à la ville où il est connu, et où les plus fortunés le font travailler.

Oui, le tuberculeux peut travailler et gagner sa vie à la ville, mais il fera ce qu'il pourra pour aller chercher l'air pur. Il pourra se loger aux environs de la ville, du côté de la campagne, dans un endroit où la population n'est pas très dense, loin de l'usine à gaz, loin des usines, loin des égouts. Il organisera son existence dans un endroit planté d'arbres et où la végétation est abondante, sans humidité.

Car il n'est pas nécessaire d'aller au sein de forêts immenses ou sur le sommet de hautes montagnes, ou dans l'immensité de l'océan pour trouver un bon air.

CHAPITRE II.

—

DE LA LUMIÈRE.

De la lumière. — L'hérédité a mis en nous la peur des ténèbres, l'amour de la lumière.

En ce qui concerne la tuberculose, le grand jour, la lumière du soleil est salutaire.

Le germe de la tuberculose est tué par le grand jour, par la lumière du soleil.

Aussi il faut laisser entrer dans l'appartement la lumière saine et vivifiante du soleil.

Il faut fuir l'appartement où le soleil n'entre jamais.

La chambre où le soleil ne peut entrer est une chambre funéraire qui présage la mort à celui qui veut l'habiter.

La chambre où le soleil n'entre jamais est un tombeau, où on entre vivant pour en sortir mort.

La chambre où le soleil n'entre jamais, à la porte laissez toute espérance de vivre, car c'est le refuge de la mort.

Hélas que de milliers d'habitations existent à Paris qui ne reçoivent jamais un rayon de soleil.

Habitations mortelles, réservées aux malheureux que la misère étreint.

Habitations mortelles, réservées aux tuberculeux, aux pauvres tuberculeux qui, ne pouvant travailler, sont obligés de se loger à bon marché.

Habitations mortelles, que la société laisse debout, pour engloutir de nombreuses victimes et renouveler silencieusement les sacrifices humains des anciens temps.

La lumière s'accompagne de chaleur. Aussi faut-il emprunter à l'hygiène des pays chauds quelques conseils très utiles aux tuberculeux. Le tuberculeux est un organisme très susceptible et, chez lui, une petite cause peut produire un grand effet.

Le tuberculeux doit éviter de s'exposer aux rayons du soleil. Il ne doit pas les recevoir directement sur lui, car le résultat est la congestion de la partie ensoleillée. Si c'est la tête qui est exposée au soleil, la tête sera congestionnée. Si c'est le thorax qui est exposé au soleil, le thorax sera congestionné, et une courte exposition au soleil suffit chez le tuberculeux pour occasionner la congestion. Cinq minutes passées au soleil en été peuvent occasionner des troubles cérébraux et une hémoptysie.

Par contre, le malade peut recevoir le soleil sur les membres inférieurs, pieds et genoux.

En été, le tuberculeux doit faire plus. Il doit éviter la lumière du ciel. Il doit éviter de s'exposer non seulement aux rayons directs du soleil, mais aussi aux rayons diffus de lumière réfléchis par les nuages. Cette chaleur lumineuse provenant d'un ciel chargé de nuages lumineux est très dangereuse. C'est un ciel traître qui l'envoie. Le malade ne s'en défie pas.

S'il est à l'ombre, le tuberculeux croit pouvoir rester sans abri contre la lumière diffuse d'un ciel couvert; mais, dans les pays chauds, cette lumière diffuse est connue, et ses dangers sont enseignés aux nouveaux venus. Les coups de chaleur résultant de cette lumière diffuse, se traduisent par des congestions diverses, cérébrales, intestinales ou cardio-pulmonaires. C'est cette dernière congestion qui se produit chez le tuberculeux à cause de la lésion préexistante.

Les coups de chaleurs ne sont pas rares dans nos pays, dans la saison chaude, par conséquent il faut prévenir le tuberculeux et le mettre en garde contre ce danger de s'exposer à la lumière du ciel :

1° *Le tuberculeux ne doit pas recevoir directement les rayons de soleil;*

2° *Le tuberculeux ne doit pas recevoir directement la lumière diffuse d'un ciel brûlant.*

CHAPITRE III.

—

DU GRAND AIR.

I. Lavage des poumons. — II. Facilité à accepter le grand air. — III. Qualité du grand air. — IV. De la croisée ouverte. — V. De la croisée ouverte la nuit. — VI. Stations pour tuberculeux.

I. — DU LAVAGE DES POUMONS.

Le tuberculeux a besoin d'air.

Le poumon du tuberculeux donne des produits de secrétion plus abondants qu'à l'état normal; l'air contenu dans la cavité des poumons se salit plus vite, se charge plus rapidement des produits excrétés.

Le poumon a besoin d'être lavé, nettoyé, purifié et il est lavé au moyen de l'air.

Les produits exhalés dans l'air par le poumon sont des poisons.

L'air qui les reçoit et qui en est chargé doit être chassé et remplacé par l'air de bonne qualité.

Pour que ce lavage des poumons soit bien fait il faut considérer :

1° La qualité.

2° La quantité.

1° Qualité voulue.

L'air doit être de bonne qualité.

Si l'air est respiré, au bout d'une heure il est déjà de qualité médiocre. Quand le tuberculeux a respiré une heure dans une pièce, l'air de la pièce est de qualité médiocre pour le lavage du poumon ; un air qui a servi une première fois à laver un poumon n'est plus bon pour laver une seconde fois ce poumon.

Au bout de dix heures, quand le tuberculeux a respiré dix heures dans une pièce, l'air a servi dix fois à laver ce poumon, c'est un air nuisible, de mauvaise qualité, qui ne lave plus rien.

2° Quantité.

Le tuberculeux contamine l'air plus rapidement qu'un autre. Au bout d'une heure le tuberculeux a sali l'air de la pièce. L'air de la pièce qu'il respire n'est plus bon pour le lavage du poumon. Cet air est sale, chargé des poisons qu'il doit emporter. Il faut un autre air qui lavera mieux les poumons.

Au bout de dix heures, l'air de la pièce est chargé en quantité considérable des produits morbides exhalés par le tuberculeux. Cet air n'est plus bon au lavage du poumon. Il a déjà servi, il est sale et contaminé par le passage renouvelé sur la surface pulmonaire.

A mesure que l'air est contaminé par les poisons pulmonaires il faut qu'il soit remplacé par de l'air pur.

Il faut une quantité d'air suffisante pour remplacer l'air à mesure qu'il se salit.

Avec les croisées ouvertes, la quantité d'air est suffisante, mais cet air peut présenter des inconvénients. Il peut être chargé de fumée dans les villes, il peut être chargé de poussières près d'une route. Il peut être chargé de gaz délétères nuisibles à la santé.

II. — FACILITÉ A ACCEPTER LE GRAND AIR.

Les malades acceptent très volontiers le grand air.

Le grand air est recommandé par tous les médecins, le grand air vif et pur, qui doit guérir les poumons du malade.

Le grand air est une médication qui s'impose à l'esprit.

Les malades l'acceptent d'autant mieux que le moyen est facile et peu coûteux.

Quand on ajoute: il ne faut pas vous droguer, il ne faut pas prendre de médicaments qui abiment l'estomac, il ne faut ni huile de foie de morue, ni tannin, ni créosote, il ne faut que le grand air, les malades sont très favorables à un traitement si commode, si facile et si économique. L'intérêt leur fait écouter et accepter volontiers de ne pas dépenser leur argent pour des médicaments qu'on leur affirme illusoires ou nuisibles.

Cependant cette méthode des croisées ouvertes est plus délicate et difficile à appliquer que les malades ne le croient.

Je connais des personnes bien portantes qui ont essayé de coucher les croisées ouvertes en toutes saison. Elles y ont renoncé par ce que les croisées ouvertes étaient causes de bronchite chaque nuit.

Si la méthode des fenêtres ouvertes la nuit était si facile et si avantageuse, pourquoi les trois millions d'habitants de Paris ne la mettent-ils pas en pratique? C'est que ces trois millions d'habitants, bien portants, constatent qu'il vaut mieux coucher les croisées fermées, et que si l'on couche les croisées ouvertes on prend mal.

Malgré cette appréciation la méthode des croisées ouvertes est une bonne méthode, à la condition d'être pratiquée avec prudence, à la condition d'éviter les dangers inhérents à la méthode.

III. — QUALITÉS DU GRAND AIR.

Le tuberculeux a besoin d'air pur. Pour changer l'air qu'il respire dans son habitation, le tuberculeux doit ouvrir les croisées. Avec les croisées constamment ouvertes ou entr'ouvertes, l'air de la pièce habitée peut être renouvelé, et conserver sa pureté. Mais il faut d'abord que l'air qui entre par la croisée soit de bonne qualité. Il faut que l'air respiré par le tuberculeux soit de constitution normale, régulière.

A la campagne, l'air respiré par le tuberculeux est très bon. Toutefois il est des bas-fonds humides, des endroits situés près des rivières, où l'air est dangereux pour le tuberculeux.

A la ville, l'air est moins bon, il peut être vicié par les émanations des fabriques et des égouts.

La croisée du tuberculeux peut recevoir la fumée d'une cheminée voisine. Il faut bien examiner les conditions dans lesquelles se trouve l'habitation du tuberculeux.

L'air de Paris est malsain pour le tuberculeux, et si certains tuberculeux peuvent se soigner et guérir à Paris, ils sont l'exception. La généralité des tuberculeux ne peut guérir à Paris, à cause de l'air malsain qu'ils sont forcés de respirer.

En ce qui concerne le grand air, il faut savoir que si le plein air est salutaire et bienfaisant parce qu'on respire l'air pur, il faut craindre les courants d'air, les vents violents.

Les courants d'air sont pernicieux, ils sont cause de refroidissement.

Les grands vents sont nuisibles, ils sont cause eux aussi de refroidissement et ils énervent le malade. Ils sont cause, par leur impression puissante et répétée, de fatigue, de dépression ou d'excitation nerveuse.

La pression atmosphérique variant brusquement, peut être cause d'hémoptysie. Les aéronautes crachent le sang à des altitudes élevées parce que la pression atmosphérique est trop faible.

L'air trop sec est également cause d'hémoptysie.

La nature nous a organisés pour des températures moyennes, pour des états atmosphériques moyens, pour des variations physiques moyennes.

L'air de bonne composition ne doit être ni trop chaud, ni trop froid, ni trop sec, ni trop humide.

IV. — DE LA CROISÉE OUVERTE.

Les conditions dans lesquelles un tuberculeux peut se soigner sont différentes, suivant les malades.

Le malade riche peut ne rien faire, changer de pays, aller dans un sanatorium ou dans une station climatérique, pour lui les difficultés sont aplanies, les précautions à prendre sont moins nombreuses.

Les tuberculeux qui sont obligés de travailler sont bien plus nombreux. C'est à eux que s'adressent tous ces conseils. Les précautions qu'ils doivent prendre sont bien plus nombreuses.

Le tuberculeux riche fait la cure de repos, il utilise toutes les forces de l'organisme pour lutter contre le mal, il choisit un endroit abrité des vents, recevant le bon air des bois. Dans cet endroit déjà protégé il se met encore à l'abri sous une galerie. Puis il se met sur une chaise longue, tenu au chaud par des couvertures, et sa chaleur naturelle est accrue de la chaleur d'une brique chaude ou d'une bouillotte mise à ses pieds. Dans ces conditions le tuberculeux peut respirer un peu d'air froid sans en souffrir.

Tout autre est le tuberculeux qui travaille. Point d'abri, point de protection; il reçoit le vent; il travaille et use une partie de ses éléments pour gagner le pain de chaque jour. Fatigué par son travail, s'il respire l'air froid il peut en ressentir de mauvais effets. Il faut qu'il trouve chez lui une pièce chaude, où l'organisme puisse réparer ses forces à l'abri du froid.

Dans les mêmes conditions, deux personnes exposées à l'air froid se comporteront de manière différente. La personne qui est bien nourrie, bien reposée, bien réchauffée pourra supporter l'air froid très bien. Tandis que la personne fatiguée par un travail pénible, mal nourrie, et ayant déjà froid, ne pourra supporter l'air froid, et deviendra malade.

En ce qui concerne la croisée ouverte.

Le grand air est un danger.

1° Quand il est vicié par des gaz nuisibles.

2' Quand il est humide et froid.

3' Quand il est froid et vif.

4' Quand il est froid, humide et vif.

En ce qui concerne les croisées ouvertes, l'air est excellent.

1° Quand il est pur.

2° Quand la température est bonne.

3° Quand il n'est pas saturé d'humidité.

4° Quand l'air froid est sec, et sans vent.

Croisée ouverte à l'air vicié.

A Paris certaines croisées des étages supérieurs reçoivent la fumée provenant des usines et ateliers installés dans la cour, au rez-de-chaussée et sur les derrières de la maison. Les tuyaux de cheminée, ne peuvent monter du rez-de-chaussée jusqu'au-dessus des sept étages des maisons. Ils montent jusqu'au troisième étage environ, et servent la fumée que le vent apporte à tous les habitants des étages supérieurs.

Croisée ouverte à l'air froid et humide, au brouillard.

L'air froid chargé d'humidité est mortel au tuberculeux, ouvrir la croisée la nuit à l'air froid et humide, faire entrer le brouillard dans la chambre du tuberculeux, c'est préparer sa mort prochaine. Pendant la nuit, pendant le sommeil, le brouillard est encore plus rapidement mortel que dans la journée, car la personne endormie lutte moins bien contre le froid.

Croisée ouverte à l'air vif et froid.

Le grand vent est nuisible au tuberculeux ; il refroidit rapidement l'air d'une pièce, il refroidit la surface cutanée du malade.

S'il faut l'éviter en plein jour, il faut l'éviter encore plus la nuit ; il faut fuir les pays à vents violents et froids.

Croisée ouverte à l'air froid, humide et vif.

Dans certaines régions du midi, dans certaines montagnes, souffle un vent froid humide, chargé de pluie, et faisant entendre des gémissements dans la profondeur des vallées.

Ouvrir les croisées du tuberculeux à ce vent glacé, c'est ouvrir la croisée à la mort qui s'empressera d'entrer.

Tels sont les principaux dangers de la croisée ouverte. Il est des conditions dans lesquelles la croisée ouverte est excellente.

Croisée ouverte à l'air pur.

Tel est l'air de la campagne, l'air des bois, l'air des montagnes, l'air de la mer.

Les forêts de pins donnent un air excellent. Elles ont l'avantage de se trouver sur un sol perméable qui n'est pas humide.

Croisée ouverte à l'air tempéré.

Si l'air froid est pernicieux, l'air tempéré est excellent, et c'est pour avoir cet air à température constante et agréable que les malades changent de climat.

Par contre un air trop chaud est accablant, les pays chauds ne sont pas favorables au tuberculeux pendant les chaleurs de l'été.

Croisée ouverte à l'air des bois.

L'air des bois est humide, mais il n'est pas saturé d'humidité.

Pour que l'air soit bon, il faut qu'il ne soit ni trop sec, ni trop humide, l'air des bois porté par une brise légère remplit ces conditions.

Croisée ouverte à l'air calme, froid, et sec.

Quand l'air est calme, qu'il n'y a pas de vent, l'air peut être froid et ne pas être nuisible.

Au-dessous de 0°, l'air est sec, car l'humidié disparaît, l'eau s'est changée en glace. Cet air est excellent lorsqu'il n'y a pas de vent, et l'on peut ouvrir les croisées la nuit à cet air, calme, froid et sec.

Parce qu'il est calme, il entrera doucement et se réchauffera.

Parce qu'il est sec, il ne refroidira pas les poumons.

Parce qu'il est froid, il fera une légère impression qui incitera l'appétit.

V. — DE LA CROISÉE OUVERTE LA NUIT.

Le tuberculeux a besoin de respirer un bon air à tous les instants du jour et de la nuit.

L'habitude, chez les peuples civilisés, est de fermer les croisées la nuit. On évite ainsi les refroidissements. On est à l'abri des variations de température qui peuvent survenir aux différentes heures de la nuit, l'heure la plus froide étant celle qui précède le lever du soleil. Mais la croisée fermée la nuit est cause de la conservation des produits nuisibles exhalés par le poumon. Ces excrétions pulmonaires s'accumulent dans l'air de la pièce close.

Si l'individu bien portant peut supporter de vivre dans cet air impur, il n'en est pas de même du tuberculeux. Le tuberculeux salit l'air plus vite qu'une personne saine; il a besoin pour guérir d'un air sain, constamment renouvelé. Aussi doit-il favoriser la venue de l'air pur dans sa chambre, et c'est au moyen de la croisée que l'air pur pourra arriver le plus facilement.

La méthode des croisées ouvertes la nuit est excellente, mais elle a besoin d'être mise en pratique avec une grande prudence et une grande sagesse.

Suivant la température extérieure, la croisée sera plus ou moins ouverte la nuit. On tiendra compte également du grand vent, de l'humidité, du brouillard.

Par les températures très basses, les échanges de la pièce chaude avec l'air extérieur froid sont plus rapides. La croisée devra être peu entr'ouverte.

Si l'air est calme, l'échange de l'air est moins rapide que

s'il y grand vent. Avec un vent violent, la croisée doit être
peu entr'ouverte la nuit.

S'il pleut, on désire se protéger contre la pluie, contre
l'humidité. On veut protéger autant les objets de la pièce que
soi-même. S'il y a du vent avec la pluie, l'eau pourra mouil-
ler toute la pièce. Avec de la pluie et du vent, la croisée
devra être peu entr'ouverte.

Le brouillard. — Celui qui s'élève du sol est dangereux;
celui qui se forme dans l'athmosphère vicié d'une grande
ville est malsain; il est chargé de poussières, de microbes et
de toutes sortes d'impuretés. Le tuberculeux doit fuir ce
brouillard.

Dans les montagnes, le brouillard existe à l'état de nuage.
Quoique ce brouillard ne soit pas à rechercher, il est moins
dangereux, puis on est obligé de le subir. Or, il vaut mieux
respirer un air pur et trop humide plutôt que respirer un air
sec et vicié. Par conséquent il vaut mieux entr'ouvrir la
croisée la nuit quoiqu'il y ait du brouillard, le malade respi-
rera un air un peu trop humide, mais cet air sera pur. Si,
par crainte du brouillard, le tuberculeux fermait sa croisée
la nuit, il respirerait un air renfermé, chargé d'exhalaisons
pulmonaires, air malsain, bien plus dangereux que l'air
chargé d'un peu de brouillard. Du reste, en entr'ouvrant très
peu la croisée, la nuit, par un temps de brouillard, et en
faisant du feu dans la chambre, l'air extérieur se mélange
lentement à l'air de la pièce et le tuberculeux n'en est pas
incommodé.

Il y a certains jours, certaines périodes, certaines saisons,
certains pays où l'on peut coucher les fenêtres ouvertes la
nuit. Mais ce sont des exceptions; il serait dangereux
d'ériger en méthode générale les croisées ouvertes jour et
nuit, et toutes grandes, et de la conseiller au malade.

Les fenêtres grandes ouvertes sont souvent dangereuses.

La nuit, pendant le sommeil, l'organisme se refroidit plus
facilement. Les échanges nutritifs sont moins actifs. Le malade lutte mal contre le froid.

Si l'on veut changer d'air, si l'on veut aérer la chambre pendant la nuit, on pourra laisser la croisée entr'ouverte, laissant une fente mince entre les deux battants de la croisée. Un battant sera complètement fermé, l'autre battant étant maintenu par l'espagnolette.

Il faut qu'un paravant protége le malade contre l'arrivée de l'air froid.

Quand il fait froid, la précaution la plus importante, c'est de faire du feu dans la chambre du malade, toute la nuit, pour réchauffer cette chambre à mesure que l'air froid du dehors la refroidit.

Le feu doit être un grand feu, car un grand feu peut seul suppléer en hiver au refroidissement venant du dehors. Un feu couvant sous la cendre est insuffisant.

VI. — STATIONS POUR TUBERCULEUX.

Faut-il que le tuberculeux change de pays ?

Non.

Il peut guérir dans son pays, s'il se soigne.

Il peut rester dans sa ville, dans son village, s'il prend les précautions nécessaires, s'il a une bonne habitation, s'il sait se chauffer et si ses occupations ne contrarient pas le traitement.

Oui.

S'il est dans un bas fond humide.

S'il est dans le fond d'un entonnoir où le brouillard s'amasse.

S'il est dans une gorge où souffle en mugissant le vent.

Ce n'est pas le froid qui est nuisible au tuberculeux, c'est le refroidissement.

Le tuberculeux riche pourra voyager et choisir son climat.

Le tuberculeux qui travaille peut guérir sans quitter son travail.

Les malades qui n'ont pas chez eux l'air de qualité désirable peuvent aller le chercher en divers endroits.

Mais il ne faut pas oublier que le bon air seul ne guérit pas le tuberculeux.

Les croisées ouvertes, employées comme seul moyen de traitement laissent mourir le tuberculeux.

Dans les stations où les tuberculeux sont soignés par l'air seul, le traitement médical est souvent négligé, pour laisser la place à la cure d'air.

Si les malades sont riches, ils peuvent voyager, aller dans les stations à cure d'air, cela ne retardera pas leur guérison s'ils suivent le traitement de la tuberculose. Cela retardera leur guérison s'ils ne se soignent que par la cure d'air.

Le malade va chercher dans ces diverses stations, non pas l'air pur et sain, car l'air pur et sain se trouve partout, aux portes de Paris comme aux portes de toutes les villes. Les malades vont chercher les conditions que la nature a réunies exceptionnellement en certains endroits pour pouvoir dormir la nuit les croisées ouvertes. Ces conditions, qui sont exception, peuvent être obtenues dans l'habitation habituelle du malade.

Dans les stations d'altitude de la Suisse, l'air des hautes montagnes est pur ; les stations ont été choisies dans les endroits où les vents ne soufflent pas et ou l'air est calme, les hautes montagnes les protègent du vent. Dans ces stations, les fenêtres peuvent être grandes ouvertes certaines nuits, l'air est froid, sec et calme.

Mais il est bien recommandé de ne pas y envoyer les tuberculeux au troisième degré. On n'y admet que les tuberculeux peu atteints qui guérissent facilement et pour lesquels le voyage ne doit être qu'une partie de plaisir, ou de distraction. On a renoncé à envoyer les tuberculeux gravement atteints dans ces stations d'altitude. C'est dire qu'on n'y admet que le tuberculeux qui peut guérir partout.

Les malades vont chercher le bon air et les conditions qui permettent d'ouvrir les croisées la nuit, dans le midi de la France.

Dans lo midi se trouve certains endroits protégés des vents froids, et dont la température est égale en hiver.

Dans le midi les malades vont chercher la température égale, ils vont chercher les endroits où les changements brusques de température n'existent pas, où les vents violents ne soufflent pas.

Les malades doivent éviter soigneusement les localités du midi où soufflent les vents violents.

Si quelque malade ne connaissant pas la région vient habiter le bord de la mer où souffle la tempête et le mistral, il paie de sa vie son imprudence.

Les malades vont chercher dans le midi la lumière et la chaleur naturelle du soleil, car l'air sain et pur se trouve partout.

Dans les localités choisies comme stations de climat, les malades ont une tendance à abandonner le traitement médical. La guérison en est retardée, car les malades meurent de tuberculose dans ces endroits comme partout ailleurs.

Dans les endroits choisis par leur bonne situation pour les sanatoria de tuberculeux, il existe déjà dans la population, des tuberculeux qui meurent, malgré la situation de la localité, parce qu'ils ne suivent pas le traitement qui guérit.

CHAPITRE IV.

—

HYGIÈNE DE LA RESPIRATION.

I. Hygiène de la respiration. — II. Hygiène de la toux.

I. — HYGIÈNE DE LA RESPIRATION.

Certains malades ne savent pas respirer; ils ne font entrer dans leurs poumons que le tiers ou le quart de l'air que ces poumons peuvent contenir.

La respiration est ainsi réduite au quart de ce qu'elle devrait être.

Les bons effets de la respiration sont donc diminués dans une très grande proportion. L'oxygène n'est pas en quantité suffisante. La nutrition en souffre, et la lutte contre les germes nuisibles est d'autant plus entravée. Les poumons sont moins bien nettoyés, lavés. Les poisons de la sécrétion pulmonaire sont moins bien expulsés et restent en partie dans les poumons.

Cette respiration défectueuse, incomplète, amoindrie, est cause des stases séro-sanguines dans le poumon. Le tissu pulmonaire n'est pas souple, léger, comme il doit l'être quand sa cavité est pleine d'air, quand il joue librement pour faire entrer et sortir l'air de la poitrine.

Le tissu pulmonaire a une circulation diminuée, la partie liquide du sang, le sérum infiltre le tissu pulmonaire, rend ce tissu pulmonaire plus dense, plus lourd. L'on constate les signes semblables à ceux de la tuberculose au début. Cette stase séro-sanguine se localise de préférence aux sommets du poumon, où la circulation est moins active et la respiration plus lente.

Le jeu des côtes ne soulève pas la cage thoracique chez ces personnes paresseuses à respirer.

Il faut faire l'éducation du malade, lui apprendre à respirer. Il faut développer la respiration, la provoquer par des exercices appropriés.

L'homme qui reste au repos respire peu, sa respiration est peu développée, elle n'est pas sollicitée par les besoins naturels. L'homme qui écrit respire mal, sa position à table pour écrire lui empêche de développer largement ses poumons.

L'homme qui prend de l'exercice, l'homme qui se livre à des mouvements violents, l'homme qui court a besoin de respirer dix fois plus qu'à l'état de repos. Sa respiration est sollicitée, provoquée par l'exercice. Il brûle l'oxygène en réserve, par le travail musculaire. Il faut remplacer cet oxygène par une respiration plus active, plus efficace, plus abondante, respiration qui apporte beaucoup d'oxygène puisqu'il en est dépensé beaucoup.

1° Le premier exercice à conseiller pour développer la respiration est *la marche*.

La marche à une allure modérée, ni trop rapide, ni trop lente, est le meilleur exercice.

La marche met en mouvement tous les muscles de l'organisme, elle sollicite la nutrition des tissus dans toutes les régions du corps.

La marche active la circulation.

La marche fait contracter les muscles de l'abdomen, alternativement elle agit sur l'intestin, elle opère une sorte de massage et lutte contre la constipation.

2° *Le pas gymnastique ou pas de course.*

C'est ce qu'on entend par courir.

La course modérée est un excellent exercice pour développer les poumons et solliciter la respiration.

Les enfants courent naturellement, et apprennent de la sorte à respirer.

Les grandes personnes ne prennent pas leurs ébats comme les enfants, mais elles peuvent remplacer la course par le travail de marche dans une montée.

La promenade, en montant une côte, occasionne un travail aussi grand que celui de la course.

L'effort musculaire est plus grand.

La circulation est plus active, le cœur bat plus vite, la respiration est plus ample, plus parfaite, plus complète.

Toutefois la marche en montagne doit être lente.

Le tuberculeux ne doit pas se livrer à des exercices violents et brusques qui congestionneraient ses poumons, il doit se livrer à un exercice modéré qui active la nutrition de tous les organes, et en particulier des poumons, mais qui ne provoque pas d'excitation exagérée.

Le tuberculeux ne doit pas se livrer à la marche rapide. *Courir* lui est défendu.

La natation, la boxe, la rame seront défendus.

L'équitation, si elle est modérée, est permise; elle est défendue si elle est désordonnée.

Monter les étages est défendu, le cœur est surmené, et les poumons vigoureusement congestionnés.

Les travaux pénibles sont défendus, de même toute occupation qui provoque la fatigue et le surmenage.

La bicyclette est un sport qui peut être avantageux, il peut rendre de grands services aux tuberculeux, à la condition d'être pratiqué avec prudence et modération.

La bicyclette exige un effort musculaire restreint, elle promène le tuberculeux au grand air, elle favorise les courses dans la campagne et ce changement d'air est éminemment favorable au tuberculeux.

Toutefois la bicyclette expose le tuberculeux à des dangers si grands qu'il faut la lui défendre; la bicyclette expose au danger des grands vents, au refroidissement après l'effort musculaire trop grand, après la transpiration, à l'épuisement

des forces musculaires par emballement cérébral et par
suite aux congestions pulmonaires et aux poussées aiguës
de tuberculose.

L'automobile est défendue au tuberculeux, si elle est
découverte, elle fait courir au malade tous les dangers du
grand vent ; si elle est fermée, elle fait courir au malade tous
les dangers des voitures fermées, en plus la trépidation est
cause de fatigue.

Les promenades en voitures ouvertes sont bonnes dans
la bonne saison, elles sont défendues quand il fait froid.

Les trajets faits en omnibus sont pernicieux au tuberculeux. L'impériale est toujours défendue, hiver comme été, il
y a trop de vent; l'intérieur en hiver contient toujours un
air vicié, respiré par plus de vingt personnes.

Toutes les croisées sont fermées et la porte d'entrée est
insuffisante pour aérer. De plus la trépidation est cause de
fatigue; une heure passée dans un omnibus en hiver est
cause de rechute.

Le malade apprendra à faire des inspirations rares et pro-
fondes, de la sorte il apprendra à gonfler la poitrine au maximum, il apprendra à emmagasiner dans ses poumons tout
l'air qu'ils peuvent contenir.

Quand le malade aura emmagasiné dans ses poumons
tout l'air qu'ils peuvent contenir, il fermera l'épiglotte, et
restera un moment la poitrine gonflée.

Par cet exercice les alvéoles pulmonaires se développent,
la surface pulmonaire est plus étendue, l'échange d'oxygène
est plus actif et plus facile.

Les exercices de chant nécessitent une respiration bien
développée. Le chanteur doit savoir respirer.

De même l'enfant qui crie développe ses poumons.

Pour purifier l'air de ses poumons, le malade peut respirer
de l'essence de menthe.

Ou du menthol, en cigarette dans un tube de plume d'oie.

II. — HYGIÈNE DE LA TOUX.

Il faut apprendre au malade à tousser et à cracher.

Certains malades ont des sollicitations à tousser et les favorisent au maximum. Ils ont des quintes nombreuses, fréquentes et longues.

Ces quintes favorisent la congestion du poumon, et les hémoptysies.

Il est vrai qu'il y a des formes de tuberculose à forme quinteuse; mais ces quintes se calment par les calmants, l'opium, la morphine, la belladone. Le malade y est toujours pour quelque chose, car il peut favoriser ces quintes ou les arrêter.

Il faut apprendre au malade à tousser le moins possible.

Il faut lui faire comprendre qu'il doit apprendre à tousser et cracher pour éviter toute fatigue.

Cette éducation n'est pas difficile.

Il faut retenir la toux le plus possible.

Il faut éviter de tousser dans la mesure du possible.

De la sorte on arrive à former des malades qui toussent une seule fois pour un crachat.

Il y a même des malades qui ne toussent pas et qui crachent.

Il est des malades qui crachent sans tousser. Il crachent des crachats venant des poumons, et formant l'expectoration ordinaire du tuberculeux.

Ces malades toussent à certains moments, pour cracher. Mais à d'autres moments les crachats arrivent naturellement sans tousser. C'est l'éducation parfaite de la toux du tuberculeux.

Le tuberculeux doit fuir les causes de quintes de toux.

Pour le pauvre tuberculeux un rien est l'occasion de congestion et de toux.

Si un fumeur lui envoie sa bouffée de fumée, le tuberculeux est pris de congestion durant deux heures, pour une seule inspiration de fumée de tabac respirée par mégarde.

Un poêle fume pendant trois secondes, la pièce est inhabitable pour le pauvre tuberculeux que la fumée congestionne.

Une allumette allumée près du tuberculeux et dont la fumée sulfureuse est respirée, est cause de congestion pulmonaire qui dure deux heures.

Enfin il ne faut jamais oublier de recommander au malade de ne pas avaler ses crachats.

Il faut lui démontrer que les germes de la maladie sont contenus dans les crachats. Avaler ses crachats, non seulement c'est mettre dans son estomac des résidus malpropres, mais c'est vouloir s'empoisonner une fois de plus par les germes de la maladie. Ces germes pourront se développer dans l'estomac ou dans l'intestin et déterminer la péritonite ou l'entérite tuberculeuse.

Le tuberculeux doit avoir à proximité de sa main un crachoir en porcelaine muni d'un couvercle.

Pour les moments de la journée où il marche, quand il prend ses repas, il doit avoir dans sa poche un crachoir de poche.

Il existe plusieurs modèles de crachoirs de table et crachoirs de poche.

TITRE III.

—

LE FROID.

CHAPITRE I.

—

DU FROID.

I. Du froid. — II. Froid aux pieds. — III. Air froid. — IV. Aptitude
au froid. — V. Avantages du froid. — VI. L'eau froide.

I. — DU FROID.

L'hygiène la plus importante est l'hygiène du froid.

C'est celle que le malade comprend le plus difficilement.

C'est celle qu'il néglige.

Il n'en voit pas l'importance. Il n'en saisit pas les mauvais
effets. Il n'en voit pas le mal immédiat. Il ne rattache pas
l'aggravation de son mal au froid, car cette aggravation
arrive plus de vingt-quatre heures après le froid.

Un grand nombre de malades ne savent pas avoir froid.

Ils ne sentent pas le froid.

Il leur manque un sens, c'est le sens d'avoir froid.

Et cependant chez ces malades le froid produit ses effets
pernicieux.

Ces malades ont besoin d'être avertis.

Ces malades ont besoin d'avoir un aide qui les prévienne
quand ils ont froid.

Cet aide sent le froid et le dit au malade.

Le tuberculeux se couvre de flanelle volontiers, mais il ne
lutte pas contre deux grandes fautes.

1° Contre le froid aux pieds.

2° Contre le danger de respirer l'air froid humide.

II. — FROID AUX PIEDS.

Il est évident que le froid est pernicieux pour le tuberculeux. Le froid général, prenant tout le corps, est mortel.

Le tuberculeux s'en doute et ne s'y expose pas, il se couvre bien, mais souvent il ne se couvre pas assez. Il faut veiller à ce qu'il ait deux doubles de flanelle sur le corps, et deux vêtements de drap par dessus. Les chemises de flanelle sont préférables aux gilets de flanelle.

Il faut recommander de mettre :

1° Une chemise de toile sur la peau si le contact de la laine est désagréable.

2° Une ou deux chemises de flanelle par dessus.

3° Ensuite, les vêtements ordinaires, gilet et redingote, pour l'homme, jupons et robes pour la femme.

Pour les jambes, un caleçon de coton sur la peau et un second caleçon de laine par dessus, puis pantalon de laine.

Mais malgré cela le tuberculeux a froid aux pieds. Le tuberculeux est un malade qui ne peut pas avoir chaud aux pieds en se remuant, en battant la semelle comme les enfants. Il faut qu'il se chauffe les pieds, et il ne faut pas qu'il ait froid aux pieds plus d'un quart d'heure, grande limite.

Le froid aux pieds détermine comme réflexe la congestion du point faible, le poumon, la congestion de l'organe malade, la paralysie des vaso-moteurs, et par suite l'aggravation des symptômes.

Le froid aux pieds a une action sur le système nerveux central, il agit à la façon d'un poison paralysant.

Et le terrain du refroidi est éminemment propre à se laisser envahir par tous les organes. Les cellules chargées de lutter contre l'ennemi sont paralysées et restent inactives pendant que l'ennemi se reproduit pour envahir la contrée.

III. — AIR FROID.

Le tuberculeux respire l'air froid.

Le danger de respirer l'air froid est un de ceux que le tuberculeux ne veut pas comprendre.

C'est le danger pour lequel il est aveugle, sans qu'on puisse lui ouvrir les yeux.

C'est le danger qui lui insinue la mort sans qu'il s'en doute.

Quand j'explique ce danger, respirer l'air froid humide au tuberculeux même intelligent, il reprend invariablement je suis bien couvert, je n'ai pas froid.

Mais, lui dis-je, ce n'est pas cela que je veux démontrer. L'air froid, humide est un poignard que vous vous enfoncez dans les poumons. Il vous fait une plaie dont vous mettrez un mois et plus à guérir. Ce n'est pas le cachenez ou le foulard qui empêche que l'air entre froid dans vos poumons.

L'air froid arrive au contact des poumons. A chaque inspiration vous en mettez un demi-litre dans la cavité des poumons. Il vient se mêler à celui qui s'y trouve et le refroidit vite. Au bout de dix inspirations, il n'y a plus que le dixième d'air chaud dans les poumons, les neuf dixièmes sont de l'air froid qui va refroidir la surface du poumon à l'intérieur.

Or le froid chez l'homme sain et bien portant peut provoquer la congestion, l'inflammation, la bronchite, la pleurésie, la fluxion de poitrine. Chez l'homme déjà malade cette congestion sera bien plus facile.

L'air froid est l'ennemi terrible. On ne peut se passer de respirer. S'il faut sortir dans la rue, on ne peut faire autrement que respirer l'air froid de la rue. On peut mettre un mouchoir devant la bouche et le nez ou un cache-nez pour atténuer le froid de l'air, mais c'est un moyen qui est insuffisant, quoiqu'il vaille mieux que rien. Le tuberculeux au dehors est forcé de respirer l'air froid et humide, par conséquent il faut s'abstenir de sortir.

Si l'impression de l'air froid, humide, n'occupe que quelques inspirations, nul mal ne s'en suivra. Une dizaine d'inspirations ne seront pas suivies de congestion dangereuse chez le tuberculeux qui va bien. Je n'en dirai pas autant chez le tuberculeux alité.

Si le malade respire pendant un quart d'heure les brouillards froids, il en subira une congestion dangereuse, peut-être une rechute aiguë.

Une ou deux heures passées à respirer l'air frais du soir, occasionnent souvent des rechutes aiguës qui tiennent le malade au lit pour un mois.

L'air froid humide est mortel pour le tuberculeux qui n'est pas entraîné et qui ne sait pas lutter contre le froid.

Le type de l'air froid humide est le brouillard l'hiver.

Le brouillard est mortel.

IV. — APTITUDE AU FROID.

L'application du froid présente certaines difficultés. Pour savoir soigner les tuberculeux par le froid, il faut une grande connaissance de la méthode, de la prudence et de l'observation.

Le froid est analogue à un poison paralysant, il fait mal quand on en use mal.

Les tuberculeux peuvent se classer en deux catégories : 1° Ceux qui supportent le froid; 2° Ceux qui ne le supportent pas.

1° Les tuberculeux qui supportent le froid, ont des aptitudes particulières pour lutter contre lui. L'éducation pendant la jeunesse, la race, l'entraînement, la vie au grand air depuis l'enfance sont des conditions qui rendent l'organisme apte à lutter contre le froid. Les hommes du nord supportent le froid, ils aiment le froid, tandis qu'ils sont incommodés par la chaleur.

Le tuberculeux qui est apte à supporter le froid, pourra

bénéficier du froid, il pourra l'utiliser ; le froid fait manger, fait digérer, fait assimiler les aliments, la nutrition intime des tissus est plus active, et la lutte contre la tuberculose est plus efficace.

Le froid est favorable à la guérison de la tuberculose. C'est pendant l'hiver que le tuberculeux va bien. La chaleur au contraire est nuisible au tuberculeux. L'été est la mauvaise saison pour ces malades.

Le tuberculeux qui est apte à supporter le froid pourra rester sans feu l'hiver, il pourra user des croisées ouvertes l'hiver avec une certaine facilité. C'est pour lui que l'on peut dire :

On prend froid parce qu'on se chauffe trop.

Cependant, même pour le tuberculeux qui supporte le froid, il faut un procédé pour lutter contre le froid. Cette chaleur qui lui sera apportée pourra être minime. Mais il est bien rare qu'un tuberculeux puisse passer l'hiver sans avoir besoin de se chauffer ou de se réchauffer par un procédé quelconque. Ce sera une bouillotte d'eau chaude qu'il mettra à ses pieds dans la journée ; dans son lit pour la nuit. Ce sera un feu fait dans la cheminée quand le froid sera trop vif. Pour ce tuberculeux, le froid n'est pas difficile à appliquer, à surveiller, à mesurer.

2° Les tuberculeux qui ne supportent pas le froid sont très nombreux. Ils n'ont pas la résistance nécessaire pour lutter contre le froid. Ils se laissent envahir par le froid sans réagir. Le froid les paralyse.

L'éducation du jeune âge, la race, l'entraînement sont aussi les causes qui rendent l'organisme faible contre le froid. Les races du midi subissant les climats chauds n'ont pas occasion de lutter contre le froid, elles ne sont pas entraînées à résister au froid. Les habitants des villes à occupations sédentaires sont préservés du froid par la nécessité de la vie. L'homme qui écrit toute la journée, l'homme qui pense, qui médite, qui compose, qui donne un travail de la pensée, cet homme se met dans les meilleures conditions pour produire le travail désiré, il évite le froid. Certainement il est des intelligences qui peuvent produire malgré le froid, mais elles sont l'exception. Tous les organismes inaptes à lutter contre le froid, doivent prendre les mesures nécessaires pour ne pas se laisser envahir par le froid. Le tuberculeux qui ne sait pas lutter contre le froid doit veiller en hiver à ce que le froid ne soit pas cause de refroidissement. Le tuberculeux à certaines périodes de sa maladie peut moins que tout autre lutter contre le froid. C'est quand ayant perdu par l'expectoration et par la fièvre toutes ses réserves il ne lui reste rien pour chauffer le corps, ne digérant pas, ne s'alimentant pas, il n'a plus de charbon.

Les tempéraments nerveux, les névrosés sont plus que tous les autres impressionnables au froid, aussi l'éducation de ces tempéraments et de ces tuberculeux doit être faite en commençant très prudemment, pour qu'ils apprennent à lutter contre le froid.

On peut poser en principe que *le tuberculeux doit se chauffer juste ce qui lui est nécessaire.*

Il ne faut pas qu'il se chauffe trop, il ne faut pas qu'il ait trop chaud. La trop grande chaleur lui est nuisible. Mais il ne faut pas que le tuberculeux tombe dans cette faute. Sous prétexte que le froid est avantageux le tuberculeux se dit : « Je supporterai le froid, je souffrirai, je grelotterai, j'aurai froid aux pieds, froid aux mains, peu de vêtements, peu de couvertures et je bénéficierai du froid ».

C'est une erreur. Le tuberculeux qui se laisse envahir par le froid, mourra.

Le tuberculeux qui supportera patiemment et courageusement d'avoir froid aux pieds, aux mains, de grelotter, d'être peu vêtu, peu couvert la nuit, ce tuberculeux ne guérira pas, sa lésion s'étendra et finira par l'emporter.

Tout ce qui suit, toutes les précautions que nous conseillons, s'adressent surtout au tuberculeux qui ne sait pas lutter contre le froid.

V. — AVANTAGES DU FROID.

Le froid est salutaire au tuberculeux. C'est pendant la saison froide que le tuberculeux va mieux, c'est en hiver que le tuberculeux prend du poids et surmonte sa maladie parcequ'il mange mieux.

Mais il ne faut pas tomber dans l'excès qui consiste a exposer le tuberculeux au froid sans le préserver des dangers qu'il va courir. Le froid, synonime de refroidissement est mortel pour le tuberculeux. Le froid synonime de refroidissement, même s'il est partiel, s'il agit sur une région limitée du corps, la tête, les pieds, les mains, le froid est nuisible au tuberculeux et est cause d'aggravation ou de la maladie.

Aussi dans les établissements appropriés, toutes les mesures sont prises pour que le tuberculeux ne puisse pas se refroidir, tout en étant à l'air libre.

Le sanatorium est choisi dans un endroit protégé des vents froids, des grands vents, par des montagnes; le malade est encore protégé par un rideau d'arbres, puis il est protégé de tous les côtés, sauf un, par la construction. En effet la galerie dans laquelle il reste allongé se trouve ouverte d'un seul côté, celui ou le vent ne vient pas; et encore, le malade se trouve dans la partie de la galerie ou le courant d'air n'arrive pas, celle qui est adossé au mur du fond.

Pour la nuit, la chambre est disposée avec soin et méthode, la croisée est entrouverte suivant le froid extérieur, très peu entrouverte si le froid est grand. Le lit se trouve au fond de la chambre du côté opposé à la fenêtre, un paravent empêche l'air froid d'arriver sous forme de courant d'air jusqu'au malade. Le lit ne doit pas se trouver entre deux ouvertures de la chambre, porte, fenêtre ou cheminée, car le courant d'air doit être évité.

Enfin, dans la saison froide, le tuberculeux est toujours chauffé. Le chauffage le plus simple et le plus économique consiste en une ou deux boules d'eau chaude mises dans le lit.

Quand le malade reste allongé sur la chaise longue sous la galerie, les boules d'eau chaude sont mises près de lui sous les couvertures.

Dans certains établissements le tuberculeux trouve un moyen de chauffage plus luxueux, c'est soit le feu dans la cheminée, soit des appareils de chauffage par la vapeur d'eau.

Dans la chambre chauffée la croisée peut être plus entrouverte que dans la chambre qui n'est pas chauffée, car dans la chambre non chauffée, il ne faut pas que le tuberculeux prenne froid, se refroidisse. Il faut éviter de tomber dans l'exagération de chaque méthode, par conséquent, sous prétexte que le froid est salutaire au tuberculeux, il ne faut pas le faire mourir de froid.

Les tuberculeux supportent le froid plus ou moins bien, suivant leur état.

Le froid, l'impression du froid s'accompagnant de refroidissement est toujours nuisible au tuberculeux, le froid (ou refroidissement) est nuisible à tous les tuberculeux sans exception. Aussi la discipline des sanatoria veille-t-elle à ce que les malades ne se refroidissent pas. Il est défendu de s'asseoir sur un banc quand le malade peut se refroidir. Dès qu'il y a un peu de vent froid le malade doit avoir un manteau qui le protège. Quand le malade n'est pas sur la chaise longue il doit marcher, se donner du mouvement sans fatigue, car s'il restait immobile il se refroidirait.

Un grand nombre de tuberculeux peuvent marcher en plein air froid, peuvent supporter une brise un peu vive et froide sans en souffrir. Ils surmontent le froid et luttent avantageusement contre lui.

Il est d'autres tuberculeux qui ne peuvent supporter aucune impression du froid, toute impression du froid chez ces tuberculeux est cause de refroidissement, général ou partiel, et cause par suite d'aggravation de la maladie.

Le froid doit être dosé et la dose du froid est variable suivant l'état du malade. Pour certains tuberculeux le froid doit être absolument prohibé. Ce sont certains tuberculeux fébriles, et certains tuberculeux présentant une susceptibilité nerveuse particulière. En général, les tuberculeux fébriles ne doivent pas être exposés à l'air froid. Cependant il faut faire une sélection.

Certains tuberculeux supportent très bien le séjour de la galerie pendant la journée en hiver, quoique présentant chaque jour des températures de 39° à 40°, tandis que d'autres tuberculeux présentant des températures de 38° à 38,5° ne peuvent supporter le froid.

Il faut une sage observation du malade. Si le malade fébrile supporte l'air froid, il peut se soigner à l'air, sous la galerie. Si le malade ne supporte pas l'air froid il restera dans sa chambre, mieux disposée pour le protéger.

Certains malades ont une poussée aiguë, et présentent à certains moments une élévation subite de température, ils ont une petite atteinte de congestion, de pneumonie, de pleurésie. Il s'opère dans le poumon un petit travail de la maladie. Ces malades aigus doivent garder la chambre et le lit, car l'impression de l'air froid leur est préjudiciable et nuisible.

Certaines personnes à sensibilité très développée ne savent pas lutter contre le froid. On appelle quelquefois ces personnes des nerveux, des névrosés, des névropathes. Ces personnes ont les réflexes très sensibles, et parfois exagérés, une petite cause produit un grand effet, un petit refroidissement produit un grand résultat. Ces personnes doivent éviter le froid. Elles doivent éviter l'impression de l'air froid, vif, tant qu'elles en souffrent. Elles doivent s'entraîner à supporter le froid, si elles peuvent y arriver. C'est pour ces personnes que les climats tempérés du midi de la France et de l'Algérie sont salutaires, tandis que les altitudes froides leurs sont mortelles.

Le froid est salutaire au tuberculeux, mais il faut lui en donner la dose utile, la dose louable, et cette dose est toujours très petite. Bien plus, pour certains tuberculeux, à certaines périodes de la maladie, le froid est pernicieux et doit être complètement évité.

Il est de notoriété courante et ancienne que le froid est cause de nombreuses maladies, rhumatisme, péritonite, endocardite, néphrite, méningite, etc.

Le froid qui est cause de maladies chez l'homme sain, sera également cause de maladie chez le tuberculeux, avec cette remarque que c'est le point faible qui sera toujours pris. Chez le tuberculeux le froid détermine une poussée aiguë de la tuberculose pulmonaire ou pleurale, congestion, pneumonie ou pleurésie.

VI. — L'EAU FROIDE.

Le tuberculeux doit user de l'eau froide avec le grands ménagements. Il doit se priver du contact de l'eau froide presque toujours. Il doit éviter de se mettre les mains et les pieds à l'eau froide. En hiver quand il y a de la pluie, il doit éviter de garder des chaussures humides et froides. Il ne doit jamais conserver des vêtements mouillés sur lui.

L'eau est un danger, car elle reste, se refroidit en s'évaporant, et refroidit le malade. Que l'humidité des vêtements provienne des intempéries ou soit occasionnée par les transpirations, il faut que le tuberculeux prenne des vêtements secs dès que les siens sont mouillés.

Cependant l'hydrothérapie par l'eau froide est en honneur dans certaines localités; il faut tenir compte du malade.

Le malade qui sait résister au froid par suite de l'éducation antérieure, le malade qui surmonte le mal, qui est maître de ses lésions, ce malade peut utiliser l'effet tonique de l'hydrothérapie froide, la digestion est meilleure, la nutrition est meilleure, la circulation est plus active, et la guérison est plus rapide.

Mais il est beaucoup de malades qui ne savent pas lutter contre le froid, soit que leur éducation antérieure ne les ait pas préparés, soit que leur lésion ou leur forme de maladie ne s'y prêtent pas : ces malades doivent avoir peur de l'eau froide.

L'eau froide, dans les manœuvres d'hydrothérapie ne doit jamais refroidir le malade.

Les procédés que l'on peut utiliser sont, *la serviette humide, le tub, la douche en jet* ou *la douche en pluie.*

La manœuvre devra être très courte, surtout les premières fois, elle devra durer quatre secondes ; une douche trop longue est nuisible et pernicieuse au tuberculeux.

La *serviette humide* sera promenée sur tout le corps, rapidement : on commence par la figure, puis les membres supérieurs, puis le tronc et les membres inférieurs.

Le *tub* sera pris au moyen d'éponges trempées dans l'eau et exprimées sur les épaules de façon que l'eau coule tantôt en avant, tantôt en arrière du corps. Les éponges seront exprimées trois ou quatre fois, de façon à faire passer sur le corps l'eau contenue dans une cuvette.

Ces deux procédés, serviette humide et tub sont pratiques, ils peuvent être utilisés à domicile sans grand dérangement.

La *douche* nécessite des soins plus compliqués et bien moins pratiques. L'usage de l'eau froide doit être surveillée par le médecin, avec tact, discernement, et une bonne observation.

L'hydrothérapie est une arme à deux tranchants qui blesse celui qui ne sait pas s'en servir.

L'hydrothérapie froide, mal employée, fait beaucoup de mal, aussi quand le tuberculeux ne peut être surveillé par le médecin il faut la lui défendre. Il est un très grand nombre de tuberculeux qui ne peuvent supporter l'eau froide. En hiver l'hydrothérapie froide doit être défendue à tous les tuberculeux.

Il faut toujours avoir présent à la pensée que l'hydrothérapie froide mal employée peut tuer le tuberculeux.

CHAPITRE II

—

HABITATION.

L'habitation du tuberculeux doit être salubre.

Il n'est pas inutile d'en parler, car beaucoup d'habitations laissent à désirer.

Dans les grandes villes, on voit des maisons à étages multiples, à corps de bâtiments se succédant, à cour intérieure où le soleil n'entre jamais, à chambres petites et non aérées.

Ces maisons existent en grand nombre.

Les escaliers sont étroits. Les plombs reçoivent les eaux sales et les déjections des malades. Les cabinets sont des foyers d'infection, des prises d'air pestilentiel que les habitants vont respirer.

Dans ces maisons les personnes saines deviennent malades.

Dans ces maisons les tuberculeux meurent.

Pour satisfaire les yeux, on couvre les murs d'une couche blanche, on couvre les plombs, on met une soupape aux cabinets. Mais pour que la maison devienne salubre il faut la démolir.

La chambre du tuberculeux doit être grande, et haute de plafond, sans tentures, rideaux ou tapis, avec un plancher de bois.

La chambre doit recevoir la vive lumière toute la journée et le soleil quelques heures du jour.

Elle ne doit pas se trouver à un étage élevé, car monter les étages congestionne le poumon et fatigue le tuberculeux.

La maison ne doit pas avoir beaucoup d'étages, pour que l'air du tuberculeux ne soit pas vicié.

La maison du tuberculeux peut avoir deux ou trois étages en tout.

Les portes et les fenêtres doivent fermer convenablement, car les courants d'air sont plus dangereux que le grand air.

On peut mettre une lamelle de drap entre les joints de la croisée, cette lamelle protége mieux que les bourrelets.

De doubles croisées sont excellentes, mais peu en usage.

Les cheminées seront hautes, pour que la fumée ne se déverse pas sur les étages inférieurs et ne vienne se mêler à la couche d'air des étages.

A la campagne l'air est excellent, mais les habitations laissent à désirer.

Les maisons sont carrelées et froides en hiver, le tuberculeux se refroidit les pieds en mangeant. Il peut en mourir.

Des tapis épais en natte de jonc, seront mis sous les pieds, ils sont pratiques et d'un prix modique.

Les croisées ferment mal, l'air entre par les portes et les fenêtres. Il y a des courants d'air partout.

Les cheminées tirent mal, elles sont trop larges, le feu que l'on y fait, chauffe pour quelques heures. Il est difficile d'avoir une pièce constamment chaude.

On obviera à tous ces inconvénients.

Si le tuberculeux veut changer de pays, l'habitation du tuberculeux doit être choisie dans un pays où la température est égale.

Où les écarts de température n'existent pas.

Où il n'existe pas de grands vents et de tempêtes.

Dans certains pays, la température égale permet d'entr'ouvrir les croisées la nuit, sans que les malades et les gens bien portants en souffrent.

Mais ces pays sont l'exception, il faut les enseigner au tuberculeux pour qu'il aille s'y fixer, si sa fortune le lui permet.

Mais il ne faut pas faire rentrer dans le traitement le changement de pays.

En effet, les tuberculeux en général ne peuvent pas voyager.

Les riches ont des habitations chaudes qui leur permettent d'éviter les voyages.

Une bonne hygiène peut être mise en pratique dans tous les pays.

Il existe des tuberculeux partout, même dans des endroits choisis pour y construire des sanatoria.

Il vaut mieux apprendre au tuberculeux à éviter le froid et il pourrra vivre et guérir où il se trouve.

Dans le midi de la France, si la température est favorable pendant l'hiver, elle est trop chaude l'été, et le tuberculeux ne pouvant la supporter est obligé d'abandonner pendant l'été la station d'hiver.

Il n'y a pas d'occupations permettant de gagner sa vie et de changer aussi souvent de résidence.

CHAPITRE III.

DU CHAUFFAGE.

Le chauffage de l'habitation doit être l'objet de soins particuliers.

En effet, en hiver, si la maison est froide et humide, si la chambre du malade n'est pas bien chauffée, le tuberculeux va mal et meurt.

C'est surtout la nuit que la chambre doit être chauffée, car pendant le sommeil les échanges vitaux et nutritifs sont moins actifs. Il y a ralentissement de la vie et de la combustion vitale, et par suite l'organisme est plus sensible aux mauvais effets du froid.

De plus, le malade dort et ne sent pas le froid et ses pernicieux effets qui passent ainsi inaperçus.

Or c'est surtout la nuit, au moment le plus froid des vingt-quatre heures, à deux heures du matin, que la chambre du tuberculeux n'est pas chauffée.

Il est parfois très difficile de faire comprendre qu'il faut chauffer la chambre du tuberculeux pendant la nuit.

La première précaution pour lutter contre le froid est d'avoir des thermomètres, car l'indication est précise, et on peut éviter les excès de chaud comme de froid, excès qui sont nuisibles.

L'habitation devra être chauffée. Plusieurs systèmes sont en présence.

Les nouvelles habitations ont un appareil de chauffage qui est installé dans les sous-sols et qui répand l'air chaud par des conduites d'air, dans toutes les pièces de la maison.

Les systèmes les meilleurs transportent la chaleur au moyen de la vapeur d'eau ou même au moyen de l'eau chaude.

Ces systèmes n'empêchent pas de faire du feu dans les cheminées, lorsque par les grands froids le calorifère ne suffit pas à chauffer toute la maison.

Ce système est luxueux, il est l'attribut des palais et des hôtels, des maisons riches.

Le chauffage par la cheminée est bon, il change l'air de la pièce, il fait constamment un appel d'air par la cheminée, il est sain, il est joyeux et réjouit la vue par l'éclat qu'il procure.

Le feu dans la cheminée se fait au bois ou au charbon de terre.

Mais il faut l'entretenir jour et nuit pour le tuberculeux, il est onéreux.

Il faut savoir ouvrir la croisée et faire du feu.

Les personnes de l'entourage, voyant la dépense prodigieuse de combustible, ne comprennent pas ce besoin, faire du feu quand la croisée est ouverte et que le soleil entre comme chez lui. Et cependant le feu en hiver est toujours nécessaire au tuberculeux. Le feu ne doit pas s'éteindre.

Le système le plus économique est le poêle.

Axiome : Tout poêle est mauvais,

Nombreux sont les poêles.

Sont acceptables tous les systèmes dont le tirage après le foyer est libre.

Sont mauvais tous les systèmes dont le tirage après le foyer n'est pas libre et est réglé par une clef qui se trouve à cet endroit, c'est-à-dire entre le foyer et la cheminée.

La clef du poêle, la clef qui règle le tirage doit se trouver en avant du foyer.

Le poêle en fonte, vulgaire, répandu, économique, coûtant bon marché, ce poêle est passable, mais il brûle l'air et il lance des rayons caloriques noirs qui entêtent. Il lance des rayons de chaleur noire, qui donnent des migraines. Il faut interposer un écran entre le poêle noir et l'individu. Le poêle en fonte en brûlant l'air, opère sa décomposition et produit de l'oxyde de carbone gaz pernicieux.

Tout poêle mobile roulant est pernicieux si on s'en sert comme poêle mobile roulant, si on le change de pièce matin et soir.

En effet, il établit un courant dans la nouvelle cheminée, il se fait un appel par la cheminée qui vient d'être quittée, et les gaz délétères de la combustion se répandent dans l'appartement. Il faudrait murer les cheminées et les boucher hermétiquement pour que cet appel ne pût avoir lieu.

Sont mortels les poêles mobiles avec une clef après le foyer, c'est-à-dire la clef se trouvant entre le poêle et la cheminée.

Ces poêles tuent.

Un poêle mobile de ce système, c'est la mort que l'on introduit chez soi.

La position de la clef occasionne un contact prolongé de l'air et du charbon. L'acide carbonique CO' se brûle au contact du charbon pour fournir l'oxyde de carbone CO.

Le charbon brûle d'abord l'oxygène pour former l'acide carbonique CO'. N'ayant plus d'oxygène, et se trouvant en présence d'acide carbonique à une haute température, il brûle encore cet acide carbonique pour former de l'oxyde de carbone CO. Gaz mortel.

Le tirage étant lent, les gaz délétères, l'oxyde de carbone montent très lentement dans la cheminée, ils stagnent dans la cheminée et s'échappent par les fissures dans les appartements voisins. Or il existe toujours des fissures dans le mur par où l'oxyde de carbone peut passer.

L'oxyde de carbone sortant de la cheminée se répand sur le toit, et redescend par l'extérieur pour baigner de toute part la maison qui l'a fourni.

Aussi une maison où existe un de ces poêles est une maison à fuir.

Les fumistes reconnaissent immédiatement la cheminée du poêle qui tue.

Même à la campagne on perçoit l'odeur d'oxyde de carbone provenant d'un poêle à combustion lente, et que le vent rabat de la cheminée sur le sol.

Il y a souvent des cas d'asphyxie par des poêles mobiles.

Quand les journaux relatent le fait, il serait charitable de dire quel est le système qui occasionne la mort.

Quand un système est défectueux et occasionne la mort, il serait naturel de penser que de nouvelles morts seront évitées. Mais la question est difficile à résoudre.

En définitive on s'accorde à donner tort au mort qui ne réclame pas.

Les faibles ont toujours tort.

Les poêles en faïence sont excellents. Leur chaleur est

douce, mais ils demandent à être alimentés constamment, sinon ils s'éteignent.

Ils donnent la meilleure chaleur.

C'est le poêle qui est le plus recommandable.

A la condition que la croisée soit ouverte, le tuberculeux peut utiliser le poêle fixe, à feu continu, à réglage antérieur. La clef se trouve en avant du foyer, par rapport à la cheminée.

Le foyer se trouve entre la clef et la cheminée. La cheminée fait suite immédiatement au foyer.

La cheminée doit être murée.

Ces poêles ont ordinairement deux enveloppes, quelquefois ils sont revêtus d'une enveloppe interne en briques réfractaires, la chaleur est plus douce.

Il faut savoir faire marcher ces poêles pour qu'ils ne donnent pas trop de chaleur, mais une fois réglés ils sont merveilleux, comme économie.

La cheminée qui reçoit le poêle doit être murée, c'est une bonne précaution. De la sorte on n'a pas à craindre de double courant dans la cheminée, un courant montant, un courant descendant qui entre dans la pièce du malade, chargé de gaz délétères.

Avec le poêle à feu continu, il faut ouvrir les croisées sans crainte, jour et nuit. On peut chauffer la rue, c'est le feu en plein air, le plus salutaire.

Avec le poêle à feu continu, il faut se garder toujours des rayons noirs, des rayons de chaleur noire, qui donnent la migraine. Il faut interposer un écran, meuble, fauteuil ou chaise à dossier plein.

Les poêles en fonte ou en tôle ont le grand inconvénient, quand ils sont trop chauds, de brûler l'air et de produire de l'oxyde de carbone. Il faut veiller à ce que le poêle ne chauffe pas trop, car outre cette production d'oxyde de carbone, une chaleur trop grande est nuisible.

Il existe des appareils de chauffage par le gaz, peu recommandables, ils sont cause de viciation de l'air et de production de gaz nuisibles, acide carbonique, oxyde de carbone.

Il existe des poêles au pétrole, la chaleur est donnée par la flamme étalée d'une lampe à pétrole. Ces appareils sont peu recommandables.

Un bouquet de quelques fleurs baignant dans l'eau ou une plante verte dans un vase, pourront être mis dans la chambre du malade chauffée par un poêle. Si les fleurs meurent grillées, si la plante meurt, c'est que l'air est malsain.

Un vase plein d'eau sera mis sur le poêle pour que ses vapeurs empêchent l'air de se dessécher.

Le meilleur système de chauffage consiste en une chaudière qui produit de la vapeur d'eau, et une canalisation tubulaire qui conduit la vapeur dans des appareils spéciaux. La vapeur se condense dans ces appareils et donne de la chaleur. Chaque chambre est munie d'un appareil qui transforme la vapeur en chaleur.

La chaleur est transportée par la vapeur d'eau. Il n'y a aucun danger, la qualité de la chaleur est excellente, et de beaucoup supérieure à celle des poêles.

Ces appareils s'installent dans une maison.

Si on veut les installer pour une famille ils sont d'un prix onéreux.

Pour lutter contre le froid au moyen de l'eau chaude, on peut user du moyen déjà connu, des bouillottes ou boules d'eau chaude.

Il existe des bouillottes de toutes sortes, de toutes dimensions, en grès, en cuivre, recouvertes ou non de drap. Il existe des bouillottes en caoutchouc qui sont très commodes et très pratiques.

La température moyenne du jour doit être 18°.

La température moyenne de la nuit doit être 18 à 22 degrés. La nuit si la croisée est entr'ouverte, s'il y a du brouillard, s'il existe un froid humide, la température de la chambre peut être élevée exceptionnellement jusqu'à 24°.

C'est le malade qui règle lui-même la température de la pièce.

Pour une personne saine bien portante, cette température de 24° est trop élevée.

Pour un malade tuberculeux, quand il y a du brouillard et une température froide, cette température exceptionnelle de 24° est bonne et empêche des rechutes. Car le brouillard, même si les croisées ne sont pas ouvertes, peut entrer par les fissures des croisées et des portes, et cet air humide et froid arrive aux poumons du tuberculeux. Il faut qu'il y arrive chaud, et non froid, et pour chauffer ce brouillard, il faut un excès de chaleur.

Cette température exceptionnelle de 24° est très rarement nécessaire.

Il est des tuberculeux qui supportent très bien l'air froid, et qui n'en subissent pas d'inconvénients. Tant mieux pour eux. Mais il ne faudrait pas en conclure à une règle générale pour tous les tuberculeux. Le froid fait une sélection entre les malades. Il est utile aux uns, il est nuisible aux autres. Bien plus, le même malade peut, à certaines périodes éprouver les effets nuisibles du froid, par exemple quand il subit une poussée aigue de la maladie. Ce même malade peut à d'autres périodes bénéficier du froid quand les conditions de la maladie sont changées, et qu'il n'existe plus d'état aigu.

CHAPITRE IV.

—

VÊTEMENTS.

Le vêtement doit être l'objet d'une surveillance de la part du médecin.

Certains malades n'ont jamais froid, certains malades ne sentent pas le froid.

Ces personnes ont un sens absent, un sens qui leur fait défaut, un sens qui leur manque. Elles n'ont pas froid. Ces personnes ne savent pas avoir froid.

Ainsi on voit des tuberculeux, en plein hiver, couverts d'une chemise de toile, d'un gilet de toile et d'une veste de drap.

Ces malades n'ont pas froid.

Quoique ces personnes ne ressentent pas le froid, elles subissent l'influence du froid. Chez l'un c'est une paralysie qui se déclare. Chez l'autre une néphrite. Chez l'autre une fluxion de poitrine. Chez le tuberculeux c'est une poussée aiguë de tuberculose.

Le vêtement du tuberculeux est la laine sous forme de flanelle et de drap.

Chemises de flanelle en laine, peignoir de flanelle, gilets de flanelle, caleçons et pantalons de flanelle, jupons de flanelle, robes de drap, pantalons de drap, vestons, habits de drap. Vêtements fermés, croisés, ne laissant pas entrer l'air. Pardessus, manteau de drap.

La pèlerine est un excellent vêtement qui est léger et qui préserve très bien du vent.

Tout tuberculeux doit avoir une pèlerine assez ample et assez longue, en drap épais ou en molleton de laine.

En hiver le tuberculeux devrait se servir d'une pèlerine doublée de fourrure. C'est un vêtement qui rend de grands services.

Les fourrures en hiver sont excellentes.

La nuit le malade au lit sera couvert en hiver avec deux ou trois couvertures de laine et un édredon.

Certains malades ont des sueurs la nuit, et se découvrent croyant être trop couverts, et croyant transpirer parce qu'ils ont trop chaud. Il faut faire comprendre au malade que ces transpirations sont dues à la maladie et non aux couvertures.

Le malade pourra mettre pour la nuit sur la chemise de flanelle, un vêtement de laine qui protège les bras et les épaules dans le cas où il se découvrirait pendant le sommeil.

Il faut mettre les malades en garde contre les tromperies des étoffes et des draps. La flanelle doit être de la flanelle de laine pure, sans coton. Or le commerce vend du coton sous le nom de flanelle, le coton ne tient pas chaud et est un traître pour le tuberculeux.

Les draps pour les vêtements devraient être fabriqués avec de la laine pure, mais il en est beaucoup qui contiennent du coton et peu de laine. Ces tissus de coton ne tiennent pas chaud et sont très lourds.

Il faut savoir indiquer au tuberculeux le bon tissu en laine, la bonne flanelle en laine. Il faut savoir reconnaître le tissu de coton tout à fait insuffisant et dangereux.

Comme chaussures le tuberculeux devra mettre, en hiver, des chaussures qui tiennent les pieds chauds et secs. A la ville, des chaussures fourrées, des chaussons fourrés. A la campagne, il pourra mettre des sabots et des chaussons.

L'usage de chaussettes de laine et de bas de laine est indispensable dans la saison froide.

Le malade pourra mettre deux paires de chaussettes ou de bas, l'une sur l'autre; si la laine est trop pénible sur la peau, il mettra d'abord une chaussette de coton et par dessus une chaussette de laine.

TITRE IV.

—

HYGIÈNE DU TRAVAIL.

CHAPITRE I.

—

LA FATIGUE.

I. La fatigue. — II. Le lit. — III. Le thermomètre.

I. — LA FATIGUE.

Le tuberculeux est un malade qui ne peut exécuter les travaux fatigants.

Le tuberculeux dans les bonnes périodes du traitement peut travailler, se livrer à certaines occupations. Mais il est certains travaux pénibles qui lui seront toujours défendus. Il est certaines occupations malsaines qui lui seront toujours mortelles.

Le plus souvent le tuberculeux est obligé de travailler pour vivre; il travaille pour gagner le pain de chaque jour.

Le tuberculeux peut travailler. Il est beaucoup d'occupations que le tuberculeux peut avoir.

Le traitement ne l'arrêtera pas.

Le tuberculeux ne sera arrêté dans son travail que s'il commet des imprudences contre l'hygiène ou contre le traitement, imprudence qui sera cause d'une poussée aiguë de la maladie.

II. — LE LIT.

Le lit a guéri à lui seul beaucoup de malades.

Au lit, le repos est parfait; le repos de tous les organes, de tous les muscles, de toutes les fonctions est constant.

Toutes les forces de l'organisme sont utilisées dans un

seul but, la guérison du malade. Aucun effort parallèle ne vient occasionner de dépense pour retarder cette guérison.

Aussi la cure du repos doit-elle être mise en pratique pour guérir le tuberculeux.

Comme la maladie est assez longue, que le traitement doit durer deux ou trois ans, il serait exagéré de demander au malade de rester au lit pour une si grande période, mais on peut lui recommander de se coucher de bonne heure, de se lever tard, de s'allonger dans la journée sur le lit, de consacrer le plus d'heures possibles à la position allongée, soit au lit, soit sur la chaise longue.

Le repos absolu et continu n'est pas indispensable, pour guérir toutes les tuberculoses.

Certains tuberculeux peuvent guérir sans se soumettre aux exigences de la cure du repos.

Par contre, il est des malades graves qui doivent se soumettre à toutes les exigences de la cure de repos, repos absolu, continuel, persévérant.

Le plus souvent, il faut proportionner le repos à l'état du malade.

Si le malade est dans une période aiguë de la maladie, il gardera le lit jour et nuit. Si le malade est dans une période chronique, il pourra se lever dans la journée et s'allonger sur une chaise longue.

Et si ce malade est un ouvrier qui a besoin de travailler pour vivre, il pourra se livrer à quelques occupations qui ne l'empêcheront pas de guérir. Il diminuera les heures de travail et augmentera les heures de repos. La journée sera composée d'un maximum de six heures de travail, deux heures le matin et 4 heures l'après midi. Dans les intervalles, le malade se reposera en s'allongeant sur son lit ou sur sa chaise longue.

Le repos absolu n'est pas indispensable pour guérir la tuberculose. Cependant il est des cas rebelles qui nécessitent un repos absolu, constant, persévérant, et pendant de longs mois. Chez ces malades, la plus petite fatigue, le plus petit exercice détermine de la fièvre, de la courbature et un arrêt de la guérison.

Le tuberculeux qui va bien doit avoir un minimum de sommeil et un minimum de séjour au lit.

Je pense que, pour la généralité des cas, il faut au tuberculeux en très bon état, en guérison imminente, un minimun de dix heures de lit, ce qui lui donne un minimum de huit heures de sommeil. La durée de sommeil nécessaire est variable suivant les individus. *Le tuberculeux doit dormir le plus longtemps possible;* voilà la ligne de conduite.

Le tuberculeux guéri doit conserver certaines habitudes de repos. Dormir pendant huit à dix heures sur vingt quatre. Se reposer pendant dix heures à douze heures, sommeil compris, par jour de vingt quatre heures.

III. — LE THERMOMÈTRE.

Le thermomètre donne une mesure exacte du pouvoir que possède le tuberculeux pour travailler, ou pour se livrer à un petit exercice. Il n'est pas question de travaux de force que le tuberculeux ne pourra jamais accomplir. Mais il s'agit de petits exercices ou de petits travaux peu pénibles auxquels peut se livrer le tuberculeux qui va bien.

Le thermomètre est le critérium du repos nécessaire ou du travail possible.

Le thermomètre donne la mesure du repos indispensable et la mesure des exercices permis.

La température du corps doit se prendre dans la bouche, sous la langue, à la partie médiane, avec un thermomètre médical à maxima.

Cette température sub-linguale est un peu plus élevée que la température axillaire, prise sous le bras. La différence est de 0,2 à 0,4 dixième de degré en plus pour la température sub-linguale.

La température prise dans la bouche est un procédé bien

plus pratique et plus commode que tous les autres. Le procédé est même plus précis.

La température du corps est de 37 degrés, pour l'organisme au repos.

Au-dessus de 37 degrés dans la bouche il y a de la fièvre.

Au-dessous de 37 degrés dans la bouche il n'y a pas de fièvre.

Quand la température du tuberculeux est au-dessus de 37 degrés, il y a de la fièvre, c'est un signe que l'organisme est en lutte contre les germes causes de la maladie.

Il est rationnel et logique de laisser au lit le malade qui a de la fièvre, pour lui permettre de lutter le plus avantageusement possible contre le mal.

Toutefois cette règle en pratique est trop sévère et doit accepter des adoucisements pour les malades qui ne peuvent s'y soumettre.

De plus, la température du corps n'est pas la même à toutes les heures de la journée.

En vingt-quatre heures, il existe deux élévations de température, dont le maximum se produit ordinairement l'un après midi, et l'autre après minuit.

Il existe une rémission vers neuf heures du matin et vers neuf heures du soir (sauf variations).

On peut poser en principe les règles suivantes :

1ʳᵉ Règle. — *Si la température sous la langue se maintient constamment dans la journée de vingt-quatre heures au-dessus de 37 degrés, le malade doit rester au lit.*

2ᵉ Règle. — *Si la température sous la langue s'abaisse pendant quelques heures, ou même quelques instants dans la matinée, au-dessous de 37 degrés, le malade peut se lever du lit.*

3ᵉ Règle. — *Si la température sous la langue s'élève dans l'après-midi au-dessus de 37 degrés, le repos sur la chaise longue ou au lit de préférence est nécessaire.*

4ᵉ Règle. — *Si la température sous la langue ne dépasse pas 37 degrés l'après-midi, le tuberculeux peut se livrer à quelques exercices, tout en se soumettant au repos sur la chaise longue dans l'intercalle.*

On peut exprimer les propositions d'une façon plus concise et on aura les lois suivantes.

1° Au-dessus de 37 le matin, le lit.

2° Au-dessous de 37 le matin, chaise longue.

3° Au-dessus de 37 le soir, le lit.

4° Au-dessous de 37 le soir, promenade.

Le thermomètre donne ainsi la mesure de ce que le malade peut faire.

Quel est le meilleur moment pour prendre la température?

Si l'on veut prendre la température la plus élevée, il faut prendre la température du soir, vers trois heures, entre deux et trois heures de l'après-midi.

Si l'on désire constater les températures les plus basses, il faut prendre la température de 8 à 9 heures le matin et de 5 à 6 heures le soir, et quelquefois plus tard.

La température de 9 heures du soir, quand elle est au-dessous de 37 degrés est un bon critérium de l'absence de fièvre. Ordinairement la rémission de la température se produit à partir de 5 heures et demie ou 6 heures du soir. On peut prendre la température à partir de ce moment.

Il faut savoir que la température pendant le sommeil est plus élevée que pendant la veille. C'est pourquoi le malade doit prendre la température du matin au moins une demi-heure après le réveil, quelquefois la rémission du matin n'a lieu que deux ou trois heures après le réveil.

Il faut savoir que chez certains malades, un travail quelconque produit une élévation de température, soit une marche, soit le travail de la digestion, soit la préoccupation et l'inquiétude de la pensée; plusieurs malades inquiets, préoccupés de savoir s'ils auront de la fièvre, font monter le thermomètre grâce à cette préoccupation.

Il faut savoir reconnaître cette fièvre, due à la préoccupation et non à la maladie.

CHAPITRE II.

—

EXERCICE SALUTAIRE.

Le tuberculeux, dont la maladie n'est pas en activité, peut prendre de l'exercice.

L'exercice doit être modéré et sans fatigue.

L'exercice qui amène la fatigue est nuisible.

Le tuberculeux ne doit pas rester confiné à la chambre. Il doit prendre l'air, c'est-à-dire il doit faire des promenades. Il doit marcher. Si le tuberculeux est dans une période désavantageuse, s'il est fatigué, s'il est sous l'influence d'un empoisonnement bacillaire se traduisant par de la courbature, de la lassitude, de la fatigue musculaire, de la fièvre, le malade restera couché et ne fera aucune promenade.

Quand l'état sera meilleur, quand la période aiguë sera passée, le tuberculeux pourra faire une très courte promenade à pied. Il pourra utiliser les promenades en voitures.

Mais cette promenade en voiture est rarement obtenue, car elle est onéreuse.

Si le tuberculeux va bien, il conserve ses forces, il doit marcher, prendre l'air, se remuer. Cet exercice musculaire lui fait du bien, car il change d'air et il digère mieux.

Or cet air qui lui est nécessaire, cet exercice qui lui est salutaire, le tuberculeux peut les satisfaire en travaillant, en se livrant à ses occupations, en gagnant sa vie.

Ce qui est important, c'est que le travail quotidien ne soit pas l'objet d'une fatigue qui serait nuisible.

Le tuberculeux devra alors restreindre ses heures de travail pour ne donner que celles que l'organisme pourra assurer sans fatigue.

Il est des occupations sédentaires qui ne nécessitent pas de travail musculaire très grand, tels les employés de bureau qui écrivent, les comptables, les tailleurs, cordonniers, etc., etc.

Si le tuberculeux n'a pas de soucis de l'existence et peut vivre sans travailler, il fera deux promenades par jour.

La première et la plus importante se fera l'après-midi, entre une heure et quatre heures environ, de préférence à la campagne, dans les bois, à la condition qu'ils ne soient ni froids ni humides.

Le tuberculeux est parfois bon marcheur, il faut qu'il prenne de l'exercice. Cet exercice développe les poumons, les fait respirer et favorise la nutrition.

Après un bon exercice l'appétit est meilleur.

La seconde promenade se fera le matin, vers 9 heures, après le premier déjeuner, après avoir pris l'huile de foie de morue. Car c'est avec les jambes que l'on digère l'huile de foie de morue, c'est-à-dire c'est en prenant de l'exercice, en marchant, en favorisant la combustion des éléments musculaires.

Le tuberculeux qui peut faire deux promenades par jour doit être considéré comme devant guérir, d'une façon certaine, indiscutable, et qui plus est ce tuberculeux guérira facilement.

S'il ne guérit pas, c'est qu'il commet des fautes, or chaque faute se paie.

La promenade ne doit pas être longue.

Pour le malade qui fait ses premières sorties elle sera de cinq minutes.

Pour le malade qui est obligé de compter avec ses forces elle sera de dix minutes ou d'un quart d'heure.

Les promenades plus longues seront réservées aux tuberculeux qui vont bien; il en est qui peuvent faire des promenades de une heure ou de deux heures, coupées d'intervalles de repos, mais une promenade de deux heures est bien trop longue pour la généralité des tuberculeux.

La moyenne de la promenade sera d'une durée de un quart d'heure à une demi-heure.

CHAPITRE III.

—

TRAVAIL MORTEL.

I. Travail mortel. — II. Plaisirs et exercices mortels.

I. — TRAVAIL MORTEL.

Il est des travaux et des fatigues défendues au tuberculeux, sous peine de mort.

Il est des professions que le tuberculeux ne peut conserver, sous peine de mort.

Le tuberculeux ne peut faire un travail fatiguant.

La fatigue peut être variable chez différents malades.

Un malade est fatigué quand il a fait une marche de un kilomètre.

Un autre malade n'éprouvera la même fatigue qu'au bout de cinq kilomètres de marche.

C'est le malade qui mesure la fatigue à ce qu'il ressent.

Dès qu'il y a fatigue, il y a exercice trop grand, travail musculaire trop prolongé.

Le tuberculeux ne peut traîner de voiture à bras, comme le font les commissionnaires.

Le tuberculeux ne peut faire de longues courses, comme le font les facteurs de la poste.

Le tuberculeux ne peut être homme de peine et soulever des fardeaux, comme les nombreux employés des maisons de commerce.

Il est des professions malsaines.

Le tuberculeux ne peut respirer l'air chargé de poussière, comme le fait un frotteur.

Le tuberculeux ne peut respirer les gaz chargés de vapeurs nitreuses ou autres, comme le font les soudeurs.

Le tuberculeux ne peut rester confiné dans un atelier où sont assis cinquante ouvriers du matin au soir, respirant l'haleine les uns des autres et les poussières qui sont soulevées par le travail.

Il est certain que beaucoup de professions ne sont pas permises aux tuberculeux, mais il en est aussi de nombreuses permises, et dans ce nombre il en existe toujours une que le tuberculeux pourra prendre pour gagner sa vie.

II. — PLAISIRS ET EXERCICES MORTELS.

Si le tuberculeux se fatigue pour gagner sa vie et s'il a une rechute il est excusable.

Si le tuberculeux se fatigue sans motif, il n'est pas excusable.

Le tuberculeux doit éviter soigneusement toutes les fatigues inutiles qui contrarient ses habitudes réglées, et qui le privent de sommeil.

Le sommeil et le repos de la nuit sont indispensables au tuberculeux.

Sans lui pas de guérison.

Or, toute distraction, tout plaisir, toute occupation qui enlève le sommeil de la nuit est mortel au tuberculeux.

Les soirées sont mortelles.

Les bals sont mortels.

Les théâtres sont mortels.

Car avec la suppression de sommeil, avec la fatigue qui provient du travail effectué pendant la soirée, il y a :

1° Le mauvais air respiré dans la soirée, formé des respirations nombreuses, et des émanations carboniques de l'éclairage.

2° La respiration de l'air froid et humide à la sortie du bal ou du théâtre.

Cet air froid et humide, respiré à minuit ou deux heures du matin, est un poignard qui tue sûrement, sans que l'on puisse rien pour s'y opposer.

Autre chose.

Celui qui aime les bals, les soirées, les théâtres, les plaisirs de la nuit, les sorties et les promenades nocturnes, a un caractère qui lui fait aimer les plaisirs des sens, c'est un viveur, un noceur.

C'est un malade qui s'achemine sûrement vers la mort.

1° L'acte des sens s'accompagne de dépense nerveuse qui élimine les éléments les plus nobles de l'organisme ; elle les élimine aux dépens du point malade, aux dépens du poumon lésé, qui en a le plus grand besoin. Car c'est avec eux qu'il lutte contre le mal.

Cette dépense nerveuse enlève donc les ressources de l'organisme.

2° L'acte s'accompagne de congestion passive et active.

Congestion passive, car les efforts musculaires entravent la circulation, et surtout la circulation pulmonaire.

Congestion active, car la réflexe de l'impression sensuelle a pour but d'activer la circulation, de rendre plus fréquents les battements du cœur, et par suite de congestionner le poumon.

Congestion passive réflexe des poumons après le calme des sens et le repos de l'organisme.

Comme le point faible d'un organisme est toujours le premier pris, c'est le poumon du tuberculeux qui paie le plaisir éprouvé. C'est un morceau du poumon qui part enlevé par la congestion, suite de l'acte.

CHAPITRE IV.

—

DU TRAVAIL INTELLECTUEL.

Dans les périodes actives de la tuberculose, tout travail doit être défendu au tuberculeux, même le travail intellectuel.

Le repos doit être complet. Le repos doit s'imposer aux nerfs comme aux muscles.

Souvent c'est une difficulté à surmonter.

Souvent il est plus difficile d'obtenir le repos de l'esprit que le repos du corps.

Chez beaucoup de tuberculeux il est difficile d'obtenir le repos de la pensée. Cette pensée qui a subi l'influence de l'entraînement et de l'éducation, cette pensée effectue son travail quotidien et ce travail de la pensée est aussi fatiguant que le travail musculaire.

Ce travail de la pensée, que le malade ne sait pas ou ne peut pas supprimer, est cause de retard dans la guérison.

Ce travail de la pensée s'il est trop puissant est cause d'aggravation du mal, et par suite peut être cause de la mort du malade.

Au contraire, quand la maladie est inactive, quand la tuberculose est en régression, vaincue par l'organisme, le travail intellectuel est permis au tuberculeux.

Il est remarquable avec quelle facilité le tuberculeux se livre au travail intellectuel.

Les tuberculeux de génie sont légion.

Les hommes célèbres tuberculeux sont foule.

Le tuberculeux est apte aux travaux de la pensée.

1° Il ne peut marcher.

2° Il n'a pas faim.

3· Les rouages sont libres, désencrassés par l'expectoration quotidienne qu'il doit satisfaire.

1° Le tuberculeux ne peut marcher.

Il est obligé de s'allonger sur son lit, de rester assis, de lire, de méditer, de penser.

Le tuberculeux ne peut faire de travaux manuels pénibles, il ne peut se livrer qu'aux travaux de la pensée.

Par l'exercice, cette pensée se développe.

Le tuberculeux se trouve entraîné aux travaux de la pensée, naturellement, parce qu'il ne peut en faire d'autres.

2° Le tuberculeux n'a pas faim.

Or l'estomac est l'ennemi du cerveau.

A jeun, la pensée est libre, le cerveau pense facilement, il produit sans effort.

L'imagination c'est la pensée qui sort toute seule.

L'estomac plein, pas de pensée facile, pas de travail intellectuel agréable, pas de production artistique de valeur.

Le tuberculeux qui n'a jamais faim, n'est pas entravé par son estomac, pour produire l'idée, pour créer la pensée.

3· Les rouages sont libres.

Les nerfs et cellules nerveuses, comme les muscles, jouent plus librement quand ils ne sont pas gênés par du tissu étranger à leur fonction.

Ils sont comparables à une machine qui joue plus librement quand elle n'est pas encrassée ou gênée par de la boue et du cambouis.

Ils sont comparables au cheval de course qui est maigre quand il est entraîné pour courir.

Or le tuberculeux est maigre. Il est amaigri parce que l'expectoration et la maladie lui enlèvent la graisse et le surplus de l'organisme, qui s'attache au muscle et aux tendons. Les nerfs, les cellules nerveuses sont libres de tout élément qui puisse les gêner. Il n'y a pas de boue ou de cambouis qui gêne leur fonctionnement. Ils jouent mieux, plus facilement, et la production nerveuse, le travail intellectuel est plus près du génie.

O vous, tuberculeux, soyez consolés.

Si vous n'avez pas en partage la force musculaire de l'hercule, la puissance d'entraînement du coureur, le pouvoir de soulever les blocs de rocher.

Vous avez une puissance plus grande, plus remarquable, plus merveilleuse.

Vous avez la puissance de la pensée.

Vous avez la puissance de produire des œuvres d'art.

Vous avez la puissance de comprendre les œuvres de la pensée.

Vous avez la puissance de persuader des intelligences.

C'est une puissance qui fait les génies, et qui soulève les montagnes, creuse des mers, et guide la civilisation.

Si le tuberculeux n'est pas apte à la guerre, s'il n'est pas apte à se battre, à creuser des fossés, à élever des remparts, à marcher la nuit, à coucher dans la neige, il est apte aux travaux de la pensée.

La pensée est comme une graine.

La graine contient en elle la vertu de germer et de produire.

Faible, sans défense, elle est emportée par les tourbillons de la tempête, elle se laisse aller sans résistance aux forces brutales de la nature.

Quand elle a trouvé un sol qui la reçoit et la fait germer, la graine croît, et produit la plante. La graine est source de richesse.

Elle produit la fleur.

Elle produit d'autres graines qui se reproduisent à l'infini et couvrent la terre d'une végétation qui fait la richesse de l'homme.

La pensée est comparable à une graine.

En lutte avec la force brutale de la guerre, des discordes civiles, de l'intérêt, de l'argent, des voleurs et des assassins, elle passe.

Quand elle a trouvé le terrain qui la fait germer, le cerveau qui la reçoit, l'intelligence qui la fait grandir, elle croît, se développe, produit des richesses et des moissons d'idées, et de pensées nouvelles.

Elle plane sur l'humanité et prépare la civilisation et la justice de l'avenir.

Elle prépare cet idéal du bien, du beau et du juste, de la vérité et du droit, idéal que nous avons tous. Idéal que l'hérédité nous a transmis parce qu'il est nécessaire à l'humanité et que la vérité dominera toujours les hommes.

QUATRIÈME PARTIE.

—

ROLE DU MÉDECIN

CHAPITRE I.

—

ROLE DU MÉDECIN.

I. Contrôle du médecin. — II. Contrôle de soi-même. — III. Contrôle du pharmacien. — IV. Contrôle du traitement.

I. — CONTROLE DU MÉDECIN.

Le médecin qui veut guérir la tuberculose doit se proposer ce but seul, unique, guérir la tuberculose, et renverser tous les obstacles qui s'élèvent contre lui.

Il doit ne pas tenir compte de son intérêt qui sera atteint. Il doit savoir sacrifier sa réputation qui en souffrira. Mais il sera victorieux, il arrachera des existences à la mort.

Je ne crois que ce que je vois.

Je n'ai confiance en personne.

Je vérifie tout ce qui est fait.

Je me défie même de moi, et je me contrôle moi-même.

J'examine si je ne me suis pas trompé.

Le souci d'une vie à conserver, la responsabilité d'une mort à éviter font que le médecin doit se surveiller. Il ne faut pas qu'il puisse se dire :

Si j'avais réfléchi davantage, le malade ne serait pas mort.

Si j'avais mieux étudié la question, le malade ne serait pas mort.

Si un autre l'avait soigné, le malade ne serait pas mort.

Le contrôle doit avoir lieu.

1° Sur soi-même.

2° Sur les médicaments.

3° Sur le traitement.

II. — CONTROLE DE SOI-MÊME.

Le rôle du médecin est d'examiner le malade, de le tenir un temps suffisant pour se rendre compte de la marche de la maladie, du diagnostic, du pronostic.

Si un doute reste dans l'esprit, il faut recommencer l'examen.

Le malade qui vient se plaindre au médecin ne se plaint pas sans motif.

Quelquefois la maladie est difficile à trouver, le malade l'explique mal, il se fait mal comprendre. Le malade insiste sur un symptôme accessoire et insignifiant, croyant que c'est le plus important. Il laisse dans l'ombre un symptôme des plus importants.

L'enquête du médecin doit être complète.

C'est la conscience qui doit guider le médecin.

Il arrive que, dans un moment d'embarras, l'on formule une potion quelconque, pour satisfaire le malade, sans être fixé sur la maladie que l'on soigne. Mauvaise besogne.

Des médecins disent au malade : ce sont des nerfs, il n'y a rien à faire, il faut vivre avec votre mal.

Je crois peu aux affections purement nerveuses sans cause ou sans lésion qui en soit le point de départ.

Toutes les maladies ont une cause.

Les maladies purement nerveuses, sans cause aucune, n'existent pas. Mais la cause du mal n'est pas toujours apparente, elle peut passer inaperçue.

Tous les symptômes nerveux ont une cause, et il m'est arrivé souvent à force de chercher le point d'origine de la maladie, de le trouver dans un organe inattendu.

Quelquefois, la tuberculose au début, avant tout ramollissement des tubercules, se traduit par des symptômes nerveux, de la faiblesse, de la courbature sans fièvre, de l'oppression, de l'inappétence.

Cette conscience à approfondir les causes de la maladie forme le jugement et donne l'expérience.

Elle donne la science de guérir.

Le médecin doit parler au malade avec bonté et ménagement.

On peut écrire pour le tuberculeux : « *Si vous ne vous soignez pas vous mourrez* ». Si l'on parle au tuberculeux il faut exprimer sa pensée d'une façon moins brutale. Il faut émettre cette proposition dans des termes qui n'épouvantent pas le malade. Il faut parler à chaque personne le langage qui lui convient.

Le médecin ne doit jamais oublier de relever le moral du malade. Il doit lui donner des encouragements et lui faire entrevoir la guérison à venir.

III. — CONTROLE DES MÉDICAMENTS OU CONTROLE DU PHARMACIEN.

Je ne crois que ce que je vois.

Or pour soigner les tuberculeux, médecins et malades ont besoin du pharmacien.

Le pharmacien est souvent un obstacle à surmonter.

Le médecin doit contrôler les médicaments, c'est-à-dire le pharmacien, or ce commerçant est indépendant.

Comme commerçant, il ne fait pas de philanthropie. Il cherche à placer sa marchandise. Il fait l'article pour placer cette marchandise. Il favorise le médecin qui la place, il dénigre le médecin qui ne veut pas la placer. Il n'accepte pas qu'un étranger vienne critiquer sa manière de faire. Il a un diplôme qui le couvre. Il a des inspecteurs qui le surveillent.

Par conséquent, le médecin qui veut guérir le tuberculeux a besoin de faire des frais d'éloquence et de diplomatie pour contrôler le pharmacien.

Voici ce qui arrive ordinairement.

La créosote livrée peut être de mauvaise qualité. Cette créosote introduite dans l'estomac du tuberculeux opère une cautérisation profonde, qui entrave la digestion pour toujours, qui détériore l'estomac pour plusieurs mois.

Quand le médecin demande de la bonne créosote, sous cachet, c'est-à-dire de la créosote qui ne peut être fraudée, il se heurte à certaines difficultés.

Le commerçant préfère donner la créosote qui ne porte pas le cachet d'un fabricant désigné.

Il y a des pharmaciens qui se refusent à avoir la créosote demandée.

Cependant, pour avoir de la bonne créosote, il est nécessaire de l'obtenir dans un flacon portant le cachet d'origine.

Le tannin. — Il faut voir le tannin, dans le flacon sous cachet.

Le bon tannin est quelquefois supporté pendant un an sans signes d'intolérance.

Le tannin passable est supporté deux mois.

Le mauvais tannin est supporté deux jours.

Le tannin varie de 3 francs à 20 francs le kilog.

Le tannin de Merck vaut environ 22 francs le kilo.

Pris à la fabrique de Darmstadt il revient bien moins cher. Mais il passe en plusieurs mains avant d'arriver au malade.

Le commerçant intéressé pourra donner du tannin à 3 francs le kilo, au lieu de 22 francs le kilo.

Le tannin médiocre ne pourra être donné au malade qu'à très petite dose.

Résultat: le malade ne guérira pas et aura mal à l'estomac.

Souvent j'ai demandé : Avez-vous du tannin de Merck?

On m'a répondu imperturbablement qu'on en avait et on m'a montré du tannin.

Quand j'ai voulu vérifier que le tannin était bien celui que je demandais, j'ai constaté que j'étais trompé.

Le tannin de Merck étant une marque allemande, on ne m'accuse pas d'avoir un intérêt, mais on le laisse entendre, sur toutes les marques françaises.

Les pharmaciens ont des élèves qui sont chargés des préparations.

Dans certaines pharmacies, c'est le garçon de laboratoire qui est chargé de balayer la pharmacie, qui est aussi chargé de certaines préparations.

Le pharmacien est responsable.

Il faudrait prescrire des formules simples, faciles à effectuer, et quand la formule ne peut être préparée par le garçon de laboratoire, le pharmacien élimine le médecin.

D'autres fois, les préparations sont faites par des élèves pleins de bonne volonté, mais non d'expérience. Il en résulte que certaines médications sont abandonnées.

Le sirop iodo-tannique est un excellent médicament abandonné, parce qu'il est mal préparé. L'iode n'est pas en combinaison avec le tannin et se trouve à l'état d'acides iodés irritant l'estomac et malfaisant pour les poumons.

Si on demande du sirop iodo-tannique de telle marque, on laisse entendre que le médecin peut avoir un intérêt, que la marque est chère, etc.

Je goûte toutes mes préparations de tannin ; j'en ai vu, à base de glycérine, qui avaient été trop chauffées, et qui contenaient des acides dus à la glycérine brûlée. Ces préparations étaient horribles au goût, en même temps qu'elles avaient nui au malade.

Ce sont les pharmaciens consciencieux qui nous expliquent eux-mêmes la manière de faire de leurs concurrents, et qui dévoilent leurs procédés. Ils nous mettent en garde contre les fraudes qui peuvent être commises en nous les dénonçant.

J'ai cherché les moyens d'obvier aux inconvénients.

J'ai fait remarquer par écrit le fait aux pharmaciens.

Les uns m'ont menacé des tribunaux.

En effet, dire la vérité est quelquefois une diffamation qui peut être l'origine de procès et de condamnation.

Les autres m'ont déclaré qu'ils savaient parfaitement que

tout traitement était inutile, que, par conséquent, le résultat serait le même.

Certains m'ont donné le conseil amical de me mêler de ce qui me regardait.

Cependant quelques-uns sont venus me trouver et nous nous sommes très bien entendus pour soigner les malades d'une façon honnête, consciencieuse et droite.

C'est dire que, parmi les pharmaciens, il y en a de très sociables et de très honnêtes, il faut les chercher pour leur adresser les malades.

Vous avez trouvé le pharmacien honnête et consciencieux, vous lui envoyez le malade.

Vous êtes en butte aux tracasseries de votre voisin le pharmacien, qui estime que, du fait du voisinage, les malades de vous, médecin, sont ses tributaires.

Si l'on envoie les malades plus loin, c'est pour un motif.

Ce motif est bien facile à trouver. Le médecin s'entend avec ce pharmacien qui lui donne la commission.

Voilà nombre de difficultés à surmonter pour guérir le tuberculeux.

J'avais pensé à exposer les faits aux pouvoirs locaux. D'autres les ont déjà exposés sans résultat.

J'avais pensé à porter mes doléances aux sommités de la pharmacie.

D'autres les ont portées sans résultat.

J'avais pensé à exposer ces questions aux sommités du gouvernement.

D'autres les ont exposées sans résultat.

Les usages et coutumes ne se changent pas en un jour, c'est œuvre à d'autres à faire les lois.

IV. — CONTROLE DU TRAITEMENT.

Le contrôle du traitement est le contrôle du malade.

Je ne crois que ce que je vois.

Je n'ai confiance qu'en moi.

Je vérifie toutes les parties du traitement.

Je vérifie si le traitement est bien suivi, si les médicaments sont bien pris, si les règles de l'hygiène sont bien observées.

C'est pour cela que je guéris les tuberculeux.

Je demande à voir le malade deux fois par semaine ou au moins une fois par semaine. C'est pour lui apprendre le traitement et surveiller la marche de la maladie, autant que pour appliquer les raies de feu.

Dans les premiers temps du traitement, voir le malade deux ou trois fois par semaine est la meilleure mesure.

Mes premières questions sont :

Etat général.

Comment allez-vous ?

Comment vont les forces ?

Expectoration.

Combien crachez-vous ?

Est-ce un crachoir ?

Est-ce une tasse à café ?

Est-ce un coquetier ?

Est-ce un dé à coudre ?

De quelle couleur sont les crachats ?

Sont-ils verts ?

Sont-ils blancs comme du blanc d'œuf moitié cuit ?

Sont-ils transparents ?

Crachez-vous le matin ?

Crachez-vous le soir ?

Crachez-vous pendant la nuit ?

Crachez-vous pendant la journée ?

Avez-vous des quintes de toux ?

Alimentation.

En ce qui concerne l'alimentation, voici les questions posées :

Avez-vous bon appétit ?

Mangez-vous ?

Que mangez-vous ?

Faites-vous quatre repas, 7 heures, 11 heures, 4 heures, 7 heures ?

Mangez-vous du lait, des œufs, de la viande ?

Prenez-vous de la viande hâchée dans du bouillon ?

Prenez-vous des huîtres ?

Les médicaments enlèvent-ils l'appétit ?

Est-ce que vous digérez bien ?

Les digestions sont-elles lentes, longues, pénibles ?

Avez-vous du ballonnement après avoir mangé ?

Avez-vous des douleurs d'estomac ?

Avez-vous des renvois acides ou gazeux ?

Allez-vous à la garde-robe tous les jours ?

Les repas sont-ils à heure fixe ?

Avez-vous de bonnes dents ?

Mâchez-vous bien les aliments ?

Le repas n'est pas pris rapidement ?

Mettez-vous une heure à vos repas ?

Vous ne lisez pas en mangeant ?

Vous ne lisez pas ou vous n'écrivez pas dans l'heure qui suit le repas ?

Le sommeil est-il bon ?

Le repos au lit est-il de huit à dix heures ?

Est-ce que vous vous allongez après le repas ?

Est-ce que vous vous reposez dans la journée ?

Faites-vous une promenade l'après-midi ?

Faites-vous une promenade le matin ?

En ce qui concerne les médicaments :

Créosote.

La créosote est-elle de la marque demandée ?

Je demande à voir le flacon.

Le flacon était-il sous cachet ?

La créosote est-elle prise ?

En combien de fois ?

A quelle dose ?

Dans quel véhicule ?

Est-elle bien supportée ?

Les urines sont-elles noires ?

La créosote donne-t-elle des maux d'estomac ?

Elle est alors mauvaise.

La créosote donne-t-elle des vertiges ?

      —   des sueurs ?

      —   des faiblesses ?

      —   des coliques ?

Les vertiges tiennent-ils à la créosote ou à la glycérine ?

La créosote est-elle prise en lavement ?

Le lavement est-il pris le soir ?

Avant de s'endormir ?

Est-il conservé toute la nuit ?

Donne-t-il des coliques ?

Tannin.

Le tannin est-il du tannin à l'alcool chimiquement pur de Merck ?

Je vais chez le pharmacien pour m'en assurer, ou bien j'écris au pharmacien pour le prier d'en avoir.

Comment le tannin est-il pris ?

En poudre ?

En solution ?

Je goûte la solution du tannin.

Le bon tannin ne laisse pas d'arrière-goût nauséeux ou désagréable ?

Le tannin est-il supporté ?

Il ne donne pas de maux d'estomac ?

Il ne fait pas vomir ?

Il n'enlève pas l'appétit ?

Il ne constipe pas ?

Il ne donne pas de coliques ?

La solution contient la dose demandée ?

Prenez-vous le tannin dans un verre d'eau et de vin ?

Prenez-vous le tannin dans du lait ?

Prenez-vous le tannin avec un œuf et du lait ?

Huile de foie de morue.

De quelle couleur est-elle ?

Est-ce de l'huile blanche ?

Est-elle blonde ?

Sent-elle-fort ?

Est-elle rance ?

Quelle quantité prenez vous ?

L'huile est-elle supportée ?

Donne-t-elle des vomissements ?

Donne-elle la diarrhée.

Quand l'huile n'est pas supportée je la goutte.

Bicarbonate de soude.

Quelle quantité est prise ?

Il ne donne pas de cystite ?

Les urines sont-elles chargées de sels ?

Solution de phosphate.

Est-elle prise aux repas ?

Est-elle remplacée par des œufs ?

Est-elle remplacée par une alimentation appropriée ?

Vin amer pour la digestion.

Est-il pris aux moments des repas ?

A quelle dose ?

Air.

La chambre du malade est-elle bien située ?

Le médecin doit la visiter.

Elle ne reçoit pas la fumée des cheminées voisines ?

Il n'y a pas de poêles mobiles dans la maison ?

Les fenêtres sont-elles ouvertes le matin ?

Les fenêtres sont-elles ouvertes dans la journée ?

Les fenêtres sont-elles ouvertes la nuit ?

De combien les fenêtres sont-elles ouvertes la nuit ?

La cheminée est-elle bonne ?

Le malade va-t-il respirer l'air des bois ?

Froid.

L'appartement est-il bien chauffé ?
Y a-t-il un feu de cheminée ?
Y a-t-il un poêle ?
Le système est-il bon ?
Où est la clef du poêle ?
Le réglage se fait-il en avant du foyer ?
Il n'existe pas de poêle mobile dans la maison ?
S'il en existe il faut changer d'habitation.
Il ne fait pas trop chaud dans l'appartement ?
Il y a des thermomètres marquant 18° ?
Il ne fait pas trop froid ?
Le malade n'a pas froid ?
Le malade ne peut prendre froid en mangeant ?
Le sol n'est pas carrelé ?

Vêtements.

Le malade porte de la flanelle ?
Le malade porte-t-il deux chemises de flanelle en hiver ?
Les chaussures sont-elles fourrées ?
Le malade a-t-il des chaussettes de laine ?
Le malade peut-il se chauffer ?
Le malade n'est pas exposé à l'air froid dans la journée ?
Pas d'impériale d'omnibus ?

Occupations.

Quelles occupations ?
Pas d'occupations en plein air l'hiver ?
Pas de travail musculaire fatigant ?
Pas de traîner une voiture ?
Pas de scier du bois ?
Pas de monter des étages ?
Pas de porter des fardeaux ?
Pas de respirer des vapeurs nuisibles ?
Pas d'excitation génésique ?
Pas de soirées ?
Pas de bals ?

Raies de feu.

Je réserve pour la fin les raies de feu et l'auscultation.

Et je demande :

Les raies de feu n'ont pas déterminé de faiblesse ou de fièvre ?

Respiration.

Par l'auscultation, j'apprends au malade à respirer et à faire de grandes inspirations.

Ouvrez la bouche pour respirer.

Gonflez la poitrine.

Inspirez tout l'air que vous pourrez.

Ne respirez pas trop vite.

Respirez par le ventre, en repoussant le ventre avec le diaphragme.

Faites-vous de grandes inspirations dans la journée ?

Je termine par de bonnes paroles.

Je relève le moral quand il est abattu.

Je propose des solutions pour les difficultés de l'existense.

Je favorise le travail quand il m'est demandé.

CHAPITRE II.

—

CONDITIONS SINE QUA NON.

I Conditions sine qua non. — II. Si vous ne prenez pas d'huile de foie de morue, vous mourrez. — III. Si vous ne prenez pas de créosote, vous mourrez. — IV. Si vous ne prenez pas de tannin, vous mourrez. — V. Si vous n'acceptez pas les raies de feu, vous mourrez. — VI. Si vous n'avez pas un bon air, vous mourrez. — VII. Si vous ne mangez pas, vous mourrez. — VIII. Si vous ne restez pas au repos, vous mourrez. — IX. Si vous avez froid, vous mourrez. — X. Si vous avez froid aux pieds, vous mourrez. —. XI. Si vous n'êtes pas chaudement vêtu en hiver, vous mourrez. — XII. Si vous respirez l'air froid humide, vous mourrez. -- XIII. Si vous buvez froid, vous mourrez. — XIV. Si vous n'avez pas une température de 16 à 20° en hiver dans l'appartement, vous mourrez. — XV. Si vous n'avez pas de suite dans le traitement, vous mourrez. — XVI. Si vous faites la noce, vous mourrez. — XVII. Si vous buvez, vous mourrez. — XVIII. Si vous restez au soleil, vous mourrez.

I. — CONDITIONS SINE QUA NON.

La tuberculose pulmonaire guérit d'une façon certaine.

Aucun cas de tuberculose ne devrait se terminer par la mort.

Tous les cas de tuberculose doivent guérir, mais pour arriver à ce résultat il est besoin d'observer une règle sévère, et d'obéir aux exigences de l'hygiène et du traitement.

Toute faute se paie, et se paie chèrement, puisque c'est la vie qui paie la faute.

Le plus souvent une faute n'entraine qu'une rechute.

Le plus souvent, il faut une série de fautes contre l'hygiène et contre le traitement, pour entrainer la mort.

Mais il arrive parfois qu'une seule faute entraine la mort, elle est chèrement payée au prix de la vie.

Les conditions imposées pour la guérison de la tuberculose sont assez nombreuses.

Il ne faut pas croire qu'elles doivent s'appliquer à toutes les tuberculoses.

Il y a en effet des tuberculeux qui guérissent tout seuls sans se soigner.

Il y a des tuberculoses qui guérissent spontanément malgré des fautes nombreuses contre l'hygiène, mais c'est l'exception, et il faut se garder de les prendre pour la règle.

Par contre il est des cas sérieux de tuberculoses qui ont besoin d'une rigueur excessive pour se diriger vers la guérison et pour éviter les rechutes faciles.

Ces cas sont les plus nombreux, ils forment la règle.

C'est pour ces cas que les conditions *sine qua non* doivent être énoncées.

1° *Si vous ne prenez pas d'huile de foie de morue, vous mourrez.*

2° *Si vous ne prenez pas de créosote, vous mourrez.*

3° *Si vous ne prenez pas de tannin, vous mourrez.*

4° *Si vous n'acceptez pas les raies de feu, vous mourrez.*

5° *Si vous n'avez pas un bon air, vous mourrez.*

6° *Si vous ne mangez pas, vous mourrez.*

7° *Si vous ne restez pas au repos, vous mourrez.*

8° *Si vous avez froid, vous mourrez.*

9° *Si vous avez froid aux pieds, vous mourrez.*

10° *Si vous n'êtes pas chaudement vêtu en hiver, vous mourrez.*

11° *Si vous respirez l'air froid humide, vous mourrez.*

12° *Si vous buvez froid, vous mourrez.*

13° *Si vous n'avez pas une température de 16 à 20°, en hiver, dans l'appartement, vous mourrez.*

14° *Si vous n'avez pas de suite dans le traitement, vous mourrez.*

15° *Si vous faites la noce, vous mourrez.*

16° *Si vous buvez, vous mourrez.*

17° *Si vous restez au soleil, vous mourrez.*

Ces conditions sont classées dans l'ordre de fréquence, dans l'ordre de leur nécessité.

Certainement, dans la forme brutale où elles sont énoncées, toutes ces propositions ne s'appliquent pas à tous les malades.

Mais il est un grand nombre de malades auxquels elles s'appliquent.

Il est des cas où chacune de ces propositions s'impose

d'une façon irrévocable et sans que le malade puisse s'y soustraire.

Il est des cas où toutes ces propositions doivent être satisfaites par le malade.

En pratique, dans les premières conversations avec le malade, il ne faut pas effrayer le malade, et il faut arriver à lui exposer la vérité progressivement.

On commence par lui dire :

Si vous ne voulez pas d'huile de foie de morue, vous ne guérirez pas, etc.

Puis, si l'on voit que le malade s'obstine à refuser le traitement, on lui expose la vérité et ses conséquences.

Sans traitement, pas de guérison.

Si vous ne vous soignez pas, c'est la mort.

Si vous ne prenez du traitement que ce qui vous plaît, c'est vous qui êtes responsable de votre mort.

Je ne veux pas vous faire prendre l'huile de foie de morue si vous de la digérez pas.

Je né veux pas vous faire accepter le tannin si vous ne le supportez pas.

Mais, ce que vous pouvez supporter, il faut en user, car si vous ne faites rien, vous mourrez.

L'hygiène seule laisse mourir le tuberculeux.

Aucune condition *sine qua non* n'a trait aux phosphates. C'est que les phosphates sont toujours acceptés sans difficulté. De plus, l'action des phosphates n'est pas assez évidente pour les imposer sous menace de mort, et l'alimentation ordinaire contient des phosphates.

II. — SI VOUS NE PRENEZ PAS D'HUILE DE FOIE DE MORUE, VOUS MOURREZ.

Certains organismes digèrent l'huile de foie de morue d'une façon remarquable.

Ils ne supportent pas le tannin ou la créosote.

Ils ne peuvent accepter une révulsion efficace, parce que leur sensibilité exagérée ne le permet pas.

Ces malades, qui ont la vie par l'huile de foie de morue, ne veulent pas prendre l'huile de foie de morue parce qu'elle répugne, parce qu'elle a une odeur désagréable.

A ces malades. il faut présenter l'huile de foie de morue et leur dire :

Choisissez entre la vie ou la mort; la vie, représentée par l'huile de foie de morue que l'on boit à plein verre; la mort, représentée par l'huile de foie de morue que l'on rejette.

III. — SI VOUS NE PRENEZ PAS DE CRÉOSOTE, VOUS MOURREZ.

Certains malades crachent un quart de litre en 24 heures.

Ils ne peuvent supporter ni l'huile de foie de morue, ni le tannin.

Ils supportent au contraire la créosote à très haute dose, ils acceptent facilement 150 à 200 gouttes de créosote par jour.

Ces malades à expectoration si abondante seront modifiés puissamment par la créosote à très haute dose.

La créosote tarira cette expectoration épuisante et permettra seule la guérison.

Ces malades, qui ne veulent accepter du traitement que ce qu'ils veulent, seront prévenus que s'ils ne prennent pas de créosote à haute dose, ils mourront.

IV. — SI VOUS NE PRENEZ PAS DE TANNIN, VOUS MOURREZ.

Certains malades crachent énormément.

Ils ne peuvent supporter ni l'huile ni la créosote. La créosote à dose de trente gouttes détermine les urines noires, ou des vertiges ou des coliques.

Ces malades peuvent supporter au contraire les doses de trois et quatre grammes de tannin par jour.

C'est le tannin qui va les sauver, les empêcher de mourir.

Il faut qu'ils le sachent, pour surmonter le mauvais goût du tannin.

V. — SI VOUS N'ACCEPTEZ PAS LES RAIES DE FEU, VOUS MOURREZ.

Les raies de feu sont quelquefois la moitié du traitement.

Les raies de feu font à certains moments autant que les médicaments.

Certains malades crachent beaucoup, et ne peuvent supporter ni huile de foie de morue, ni créosote, ni tannin. Ils ont besoin de s'habituer à ces médicaments..Il faut qu'ils commencent à prendre de très petites doses, et qu'ils s'entraînent très lentement pour les doses plus fortes.

Ces petites doses sont insuffisantes pour arrêter le mal. Cet entraînement pour habituer l'organisme petit à petit à des doses plus élevées, peut durer un mois, deux mois, trois mois. Pendant ce temps le mal n'est pas enrayé, le mal n'est pas contenu, le mal progresse, et peut emporter le malade.

Ce sont les raies de feu qui vont lutter seules contre le mal.

Ce sont les raies de feu qui empêcheront seules le malade de mourir.

Dans cette situation, les raies de feu sont le seul procédé qui puisse lutter contre le mal et le terrasser.

Plus tard l'accoutumance à l'huile de foie de morue, au tannin, à la créosote pourra venir, mais en attendant il faut que le mal soit enrayé.

Si les raies de feu ne l'arrêtent pas, le malade n'aura pas le temps de s'accoutumer aux médicaments et ce malade pourra mourir.

VI. — SI VOUS N'AVEZ PAS UN BON AIR, VOUS MOURREZ.

Certains malades restent confinés dans leur chambre jour et nuit, ils ne sortent pas, ils n'ouvrent pas la croisée, de peur du froid. Ils sont logés dans une maison insalubre, sur une cour étroite, qui reçoit les eaux sales des habitants, à proximité des cabinets et des bouches d'air contaminé.

D'autres malades reçoivent la fumée des cheminées voisines quand ils ouvrent les croisées.

D'autres ont des poêles mobiles qui empoisonnent leur habitation.

Ces malades meurent.

Il est nécessaire de faire comprendre à l'entourage qu'un air salubre est indispensable.

L'air de l'hôpital vaut encore mieux.

A ces malades il faut ordonner l'air de la campagne.

Il est toujours possible d'avoir un bon air, la campagne se trouvant au sortir de la ville, c'est-à-dire à une courte distance.

Dans les grandes villes, la campagne, avec les moyens de transport, n'est pas à une distance plus longue que les faubourgs.

Il faut que le malade ait un bon air, sinon il mourra.

Il faut mettre en pratique dans une sage mesure la méthode de la croisée ouverte jour et nuit.

Pour certains malades fumant avec passion, le corollaire suivant s'impose :

Si vous fumez, vous mourrez.

Le tuberculeux doit éviter la fumée de ses voisins les fumeurs.

Il est très difficile de faire comprendre à un fumeur que sa fumée gêne ses voisins. Envoyer sa fumée dans la figure de ses voisins est le fait d'un manque d'éducation.

VII. — SI VOUS NE MANGEZ PAS, VOUS MOURREZ.

Le commencement du traitement c'est de manger.

Manger est la première prescription.

Manger de la viande, c'est le premier médicament.

L'alimentation passe avant les médicaments.

Or, dans la tuberculose, un symptôme constant est de n'avoir pas faim.

Le malade peut digérer, mais il éprouve du dégoût pour manger.

Il faut faire comprendre au malade qu'il peut digérer, que s'il se refuse de manger on le gavera, on lui mettra des aliments dans l'estomac au moyen d'une sonde et qu'il les digérera.

Il faut lui faire comprendre que s'il ne mange pas il mourra, plus vite qu'une personne saine, car les crachats occasionnent une déperdition de produits qui doivent être remplacés.

Avec le manque d'appétit provenant de la maladie, il y a le manque d'appétit provenant des médicaments.

Le tannin, l'huile de foie de morue ne sont pas pour augmenter l'appétit, loin de là. Il faut même toujours observer attentivement la tolérance de l'estomac pour ces médicaments et les diminuer dès qu'ils entravent la digestion. Cependant quand le tuberculeux a besoin d'huile de foie de morue et de tannin ils les digère ordinairement très bien, et le manque d'appétit est le plus souvent symptôme de la maladie.

C'est ce symptôme qu'il faut viser.

C'est ce symptôme, le manque d'appétit, que le malade doit surmonter.

S'il n'a pas faim à un moment, il mangera un peu plus tard, l'important est que le malade mange chaque jour, sinon il mourra.

VIII. — SI VOUS NE RESTEZ PAS AU REPOS, VOUS MOURREZ.

La cure de repos est une condition *sine qua non* de la guérison de la tuberculose.

Sans repos, pas de guérison possible.

Si le tuberculeux veut se livrer à ses occupations habituelles, il ne guérira pas et il mourra.

Le tuberculeux qui va bien peut se livrer à un exercice modéré, mais il ne pourra jamais effectuer un travail pénible.

Encore plus, il ne pourra jamais effectuer un travail si peu fatiguant soit-il. *Dans la période active de la maladie, le tuberculeux doit se livrer au repos complet,* soit au lit, soit sur la chaise longue, sinon il mourra.

IX. — SI VOUS AVEZ FROID, VOUS MOURREZ.

Le froid est l'ennemi mortel du tuberculeux.

Le tuberculeux qui se laisse envahir par le froid court de grands dangers.

Certains malades comprennent mal l'entraînement que doit subir le malade pour supporter le froid ; ils croient qu'il suffit de se soumettre patiemment et stoïquement à la souffrance d'avoir froid, pour retirer tous les bénéfices du froid. Ils ne réagissent pas contre le froid, leur organisme ne peut lutter contre le froid et se laisse envahir par le froid. A ces malades il faut dire : *Si vous avez froid, vous mourrez.*

Les propositions suivantes sont des corollaires de la précédente.

Si vous avez froid aux pieds, vous mourrez.

Si vous n'êtes pas chaudement vêtu en hiver, vous mourrez.

Si vous respirez l'air froid humide, vous mourrez.

Si vous buvez froid, vous mourrez.

X. — SI VOUS AVEZ FROID AUX PIEDS, VOUS MOURREZ.

Le malade a froid et le supporte patiemment.

Nous sommes tous restés étant enfants, pendant deux ou trois heures avec les pieds froids, presque gelés. Nous le supportions stoïquement.

Le tuberculeux fait de même. Mais le froid aux pieds conservé une heure est l'occasion d'une congestion pulmonaire et d'une rechute qui dure huit jours.

C'est le point faible qui cède toujours.

Chez le tuberculeux c'est le poumon qui est le point faible, c'est le poumon qui se trouve pris quand une partie quelconque du corps est attaquée.

Le froid aux pieds est mortel.

Le froid aux pieds conservé plusieurs heures chaque jour tue le tuberculeux sûrement.

XI. — SI VOUS N'ÊTES PAS CHAUDEMENT VÊTU EN HIVER, VOUS MOURREZ.

Certains malades n'ont jamais froid ; ils ne sentent pas le froid, leur sensibilité au froid n'existe pas ou existe peu développée ; ils restent deux heures en plein air peu couverts sans se plaindre.

Ces malades ne savent pas avoir froid, ils sont aveugles quant au froid.

A ces malades il faut ordonner des vêtements chauds en hiver, deux chemises de flanelle l'une sur l'autre, et deux vêtements de drap l'un sur l'autre, plus un manteau et un cache-nez.

Le manteau de laine est indispensabl en hiver, toutes les parties du corps doivent être tenues au chaud, avec le corps, la tête, les mains et les pieds.

Cette recommandation : « Si vous n'êtes pas chaudement vêtu, vous mourrez », on n'a pas à la faire aussi souvent que la précédente : « Si vous avez froid aux pieds, vous mourrez ».

XII. — SI VOUS RESPIREZ L'AIR FROID HUMIDE, VOUS MOURREZ.

L'air froid humide est un poignard que le tuberculeux s'enfonce dans le poumon par la bouche.

L'air froid humide est chargé d'eau froide, qui, venant au contact du poumon, le refroidit, le paralyse, paralyse les petits vaisseaux. Il en résulte une congestion passive, et les germes vivants prennent le dessus, n'étant plus en lutte avec les tissus paralysés.

Respirer l'air froid humide, un quart d'heure, donne une rechute pour huit ou quinze jours.

Respirer l'air froid humide deux heures, c'est la mort.

XIII. — SI VOUS BUVEZ FROID, VOUS MOURREZ.

Un verre d'eau froide donne la mort.

Les rechutes sont souvent occasionnées par la boisson froide prise pour se désaltérer et se rafraîchir, après une course qui a échauffé.

Le point faible qui est le poumon se trouve pris, paralysé, congestionné.

Un verre d'eau froide est un poignard que le malade s'enfonce dans l'estomac pour en mourir.

Le malade devra boire à la température de la chambre.

XIV. — SI VOUS N'AVEZ PAS UNE TEMPÉRATURE DE 16 A 20° EN HIVER DANS L'APPARTEMENT, VOUS MOURREZ.

Le tuberculeux doit sortir en hiver. Le froid sec lui est très favorable; il se remue, l'exercice et le froid aident à digérer les aliments et l'huile de foie de morue.

Mais dans sa chambre le tuberculeux ne prend pas d'exercice, il ne peut en prendre, il se fatiguerait.

De plus le tuberculeux ne peut se réchauffer de lui-même, il faut qu'il ait, jour et nuit, une température satisfaisante dont la moyenne est 18°.

S'il a froid d'une façon persistante, quoique légère, le tuberculeux sera pris de congestion pulmonaire persistante et finira par mourir.

Ceci s'adresse au tuberculeux qui n'est pas apte à lutter contre le froid.

XV. — SI VOUS N'AVEZ PAS DE SUITE DANS LE TRAITEMENT, VOUS MOURREZ.

Certains malades se soignent quand ils vont mal. Dès qu'ils vont bien, confiants dans leur santé qui se rétablit si facilement, ils ne font plus rien.

Or la tuberculose est un mal qui a une marche progressive.

Il faut qu'elle aille en avant ou en arrière.

Si elle n'est pas maintenue, elle marche en avant, vers la mort, et chaque temps d'arrêt dans le traitement donne des forces à l'ennemi.

Vingt fois on cesse de se soigner, vingt fois on s'est remis à lutter, vingt fois on a vaincu le mal, vingt fois on a refoulé l'ennemi.

Mais il arrive un jour où on est impuissant.

Alors la mort arrive à pas lents et sûrs.

Tout ce que l'on fait pour l'arrêter, n'arrête pas la mort, qui vient et qui emporte le tuberculeux.

Il ne faut pas se jouer de la mort, il faut la craindre, et quand elle est loin, la repousser encore plus loin.

XVI. — SI VOUS FAITES LA NOCE, VOUS MOURREZ.

L'expression est un peu triviale, mais tous les malades la comprennent.

Faire la noce, c'est mener joyeuse vie, passer les soirées à s'amuser et les nuits à ne pas dormir.

Certains malades disent :

Je suis perdu, je vais mourir, je vais profiter des derniers jours qui me restent pour m'amuser et jouir de la vie le plus possible. Au moins j'aurai quelques heures de bonheur.

Les bons repas, ce n'est pas ce qui est nuisible, au contraire.

Que le tuberculeux fasse bonne chère, ça lui réussit.

Mais c'est la suite, le théâtre, le café, les plaisirs sensuels, la dépense nerveuse, la fatigue, l'épuisement nerveux des sensations sollicitées à l'excès.

Voilà ce qui tue.

Sobriété des plaisirs sensuels, les supprimer, voilà la règle.

XVII. — SI VOUS BUVEZ, VOUS MOURREZ.

L'alcoolique tuberculeux est un condamné à mort.

S'il ne boit plus, on peut le tirer d'affaire.

Mais s'il reboit, il retombe pour ne plus se relever jamais.

L'absinthe c'est du poison.

Quand vous buvez l'absinthe vous buvez la mort.

L'absinthe, c'est un poignard que vous vous enfoncez lentement dans le cœur.

L'alcool, c'est du poison.

Quand vous buvez de l'alcool, rhum, cognac, amer, vous buvez le poison, vous buvez la mort, car, la mort une fois bue, nulle puissance ne pourra lutter contre elle.

Pour le tuberculeux alcoolique le vin est un poison, boire du vin c'est boire du poison.

Il faut supprimer l'absinthe, l'alcool, le vin, l'amer picon, l'anisette, le curaçao, le kummel, l'eau-de-vie, le cognac, le rhum.

Toutes ces liqueurs sont des poisons qui tuent le tuberculeux.

Si vous buvez vous mourrez, vous vous tuerez, vous serez empoisonné.

Si vous buvez vous êtes mort, vous n'êtes plus qu'un cadavre vivant, je ne puis rien pour vous.

XVIII. — SI VOUS RESTEZ AU SOLEIL, VOUS MOURREZ.

Dans la saison chaude, s'exposer au soleil est cause de congestion et quelquefois d'hémoptysie. Les rayons d'un soleil ardent, tombant directement sur la tête ou les épaules, et pendant un temps assez long, sont cause de congestion pulmonaire et de poussée aiguë de la tuberculose. Par contre il est permis dans une certaine mesure d'exposer au soleil les pieds et les membres inférieurs. Cette proposition a pour corollaire la suivante :

Si vous vous exposez à la lumière diffuse d'un ciel ardent, vous mourrez.

Dans certains pays le ciel étant nuageux cache le soleil, mais verse sur la terre des torrents de chaleur diffuse; s'exposer à cette chaleur diffuse est mortel.

Autre corollaire :

Si vous avez trop chaud, vous mourrez.

La trop grande chaleur est préjudiciable au tuberculeux.

Elle agit comme un poison paralysant et favorise les congestions pulmonaires, ainsi que les poussées aiguës de tuberculose. Pendant l'été le tuberculeux doit fuir la chaleur et se protéger contre elle.

Lorsque le ciel est brûlant quoique nuageux, quand ce ciel lance sur la terre une lumière diffuse et une chaleur torride, on peut donner comme corollaire au tuberculeux cette proposition :

Si vous vous exposez à la chaleur diffuse du ciel, vous mourrez.

Comme conséquence.

Le tuberculeux ne doit pas voir le ciel.

Il doit être protégé des rayons lumineux et caloriques venus du ciel par des arbres ou des constructions.

Il existe encore d'autres conditions sine qua non, mais elles sont plus rarement nécessaires. Les plus utiles, les plus fréquentes ont été énoncées.

Signalons parmi celles qui n'ont pas été émises, celle-ci :

« *Si vous avalez vos crachats, vous mourrez.* »

CHAPITRE III.

—

SECOURS AUX FAIBLES.

I

Il propage l'erreur, celui qui soutient que la tuberculose ne peut guérir.

Il commet une action blâmable.

Sans le vouloir, il fait œuvre de meurtrier.

Si vous ne voulez pas aider les tuberculeux à sauver leur vie menacée, laissez-les chercher l'homme qui les sauvera.

Ne soyez pas leur adversaire.

Ne luttez pas contre eux en répandant l'erreur qu'ils ne peuvent guérir.

N'empêchez pas les dévouements en propageant que ces dévouements sont inutiles. Rien n'est plus faux et plus néfaste.

Ne contribuez pas à faire mourir les tuberculeux en les isolant de tout secours.

Secourez les faibles et les malheureux.

II

Que puis-je seul, pour sauver les millions d'existences vouées à la mort ?

Je crie au secours.

Au secours !

Cent mille défenseurs de la Patrie vont être tués cette année par la tuberculose. Les uns, d'anciens soldats ; les autres, des enfants enlevés avant de servir.

Au secours !

Deux cent mille Français vont être tués cette année par la tuberculose. Toutes les classes, toutes les professions fourniront leur tribut à la mort.

Je crie au secours à tous ceux qui peuvent m'entendre.

Je crie au secours aux passants.

Je crie au secours aux riches.

Je crie au secours aux puissants.

Je crie au secours aux passants.

Je leur demande ce qu'ils pourront donner.

Leur bonne volonté, leur effort, leur travail manuel.

Toutes les bonnes volontés trouveront leur emploi pour lutter contre le mal commun.

Je crie au secours aux riches.

La charité n'a jamais été implorée en vain.

La charité possède des trésors inépuisables.

Dès que l'on frappe à sa porte, la charité ouvre toute grande la porte de ses trésors et les jette à pleines mains.

Je crie au secours aux puissants.

Que puis-je seul devant l'immensité du désastre ?

Je crie la détresse des malheureux.

Je voudrais faire entendre les désespoirs de cent mille malheureux qui meurent en ce moment.

Ils luttent seuls depuis deux ou trois années.

La société ingrate, la société égoïste les laisse mourir lentement. La société assiste impassible à leur supplice de trois ans.

Dans six mois ils ne seront plus.

Je crie la misère effroyable des malheureux qui épuisent tout leur courage, toutes leurs ressources pour lutter contre le mal, pour lutter contre la société qui les exploite, qui les fait mourir au lieu de les aider et de les secourir.

Tu veux vivre, donne de l'argent.

Tu ne veux pas mourir, donne de l'argent.

Tu luttes seul contre un ennemi qui te dévore, et tu veux que je t'aide, donne de l'argent, beaucoup d'argent, et quand je serai riche, je t'aiderai.

Tu n'as plus d'argent, je ne veux plus t'aider.

Voilà ce que dit la société au tuberculeux.

Je crie au secours aux hommes du pouvoir.

L'homme isolé, luttant seul, est impuissant; malheur à lui !

C'est pour lutter contre les ennemis communs que l'homme a fondé les associations, la société.

C'est la famille, puis la tribu, puis le village, la ville, la province et enfin la nation.

Ce sont des associations de plus en plus vastes, de plus en plus puissantes.

Ce sont les associations qui doivent faire la guerre contre la tuberculose.

Les hommes auxquels la société a donné le pouvoir, ce sont eux qui doivent organiser et diriger la lutte contre la tuberculose.

Pour toute guerre, il faut des soldats, des chefs.

Il faut une direction.

Il faut préparer l'attaque et la défense.

Un pays dont les soldats iraient à la guerre, isolés et sans chefs, serait vite asservi.

C'est ce qui a lieu dans la lutte contre la tuberculose, chaque homme, chaque malade lutte seul, isolé.

Aussi la tuberculose nous fait payer un tribut effroyable.

Organisez la défense nationale contre la tuberculose.

Organisez l'attaque et la lutte contre la tuberculose.

Créez une direction qui centralise les efforts.

Enrôlez les soldats qui lutteront.

Désignez les chefs qui dirigeront.

Organisez la guerre contre la tuberculose.

Cette guerre pourra durer vingt-cinq ans, le temps à une génération de grandir.

Mais nous ne payerons plus le tribut de cent mille vies humaines sacrifiées chaque année à la tuberculose.

Que la France donne l'exemple aux nations.

NOTE

Le premier texte a été imprimé à mille exemplaires et a paru en 1896.

Le second texte, plus développé, a été imprimé à cinq mille exemplaires et a paru en 1897.

Le trosième texte, très augmenté, a été imprimé une première fois en 1898, à un petit nombre d'exemplaires.

Il est imprimé une seconde fois en cette édition parue en juillet 1901.

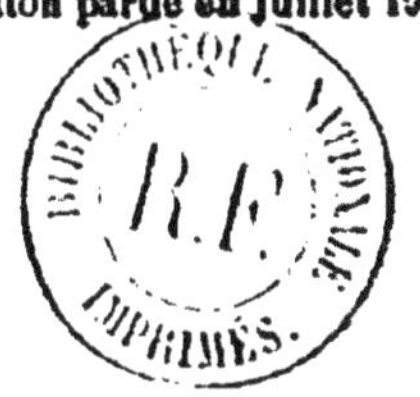

TABLE DES MATIÈRES.

QUATRIÈME PARTIE.

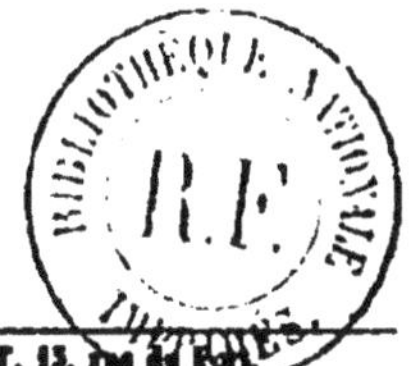

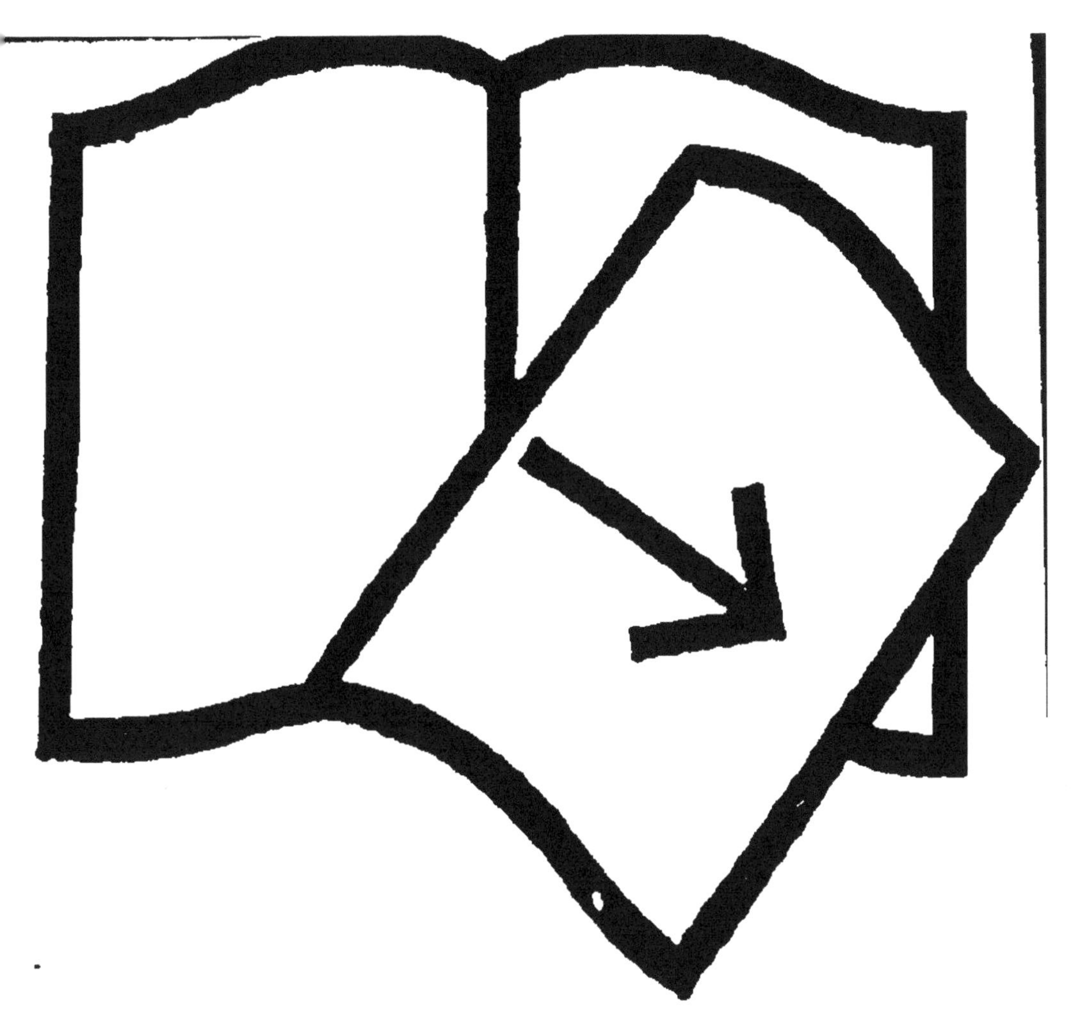

Documents manquants (pages, cahiers...)

NF Z 43-12213

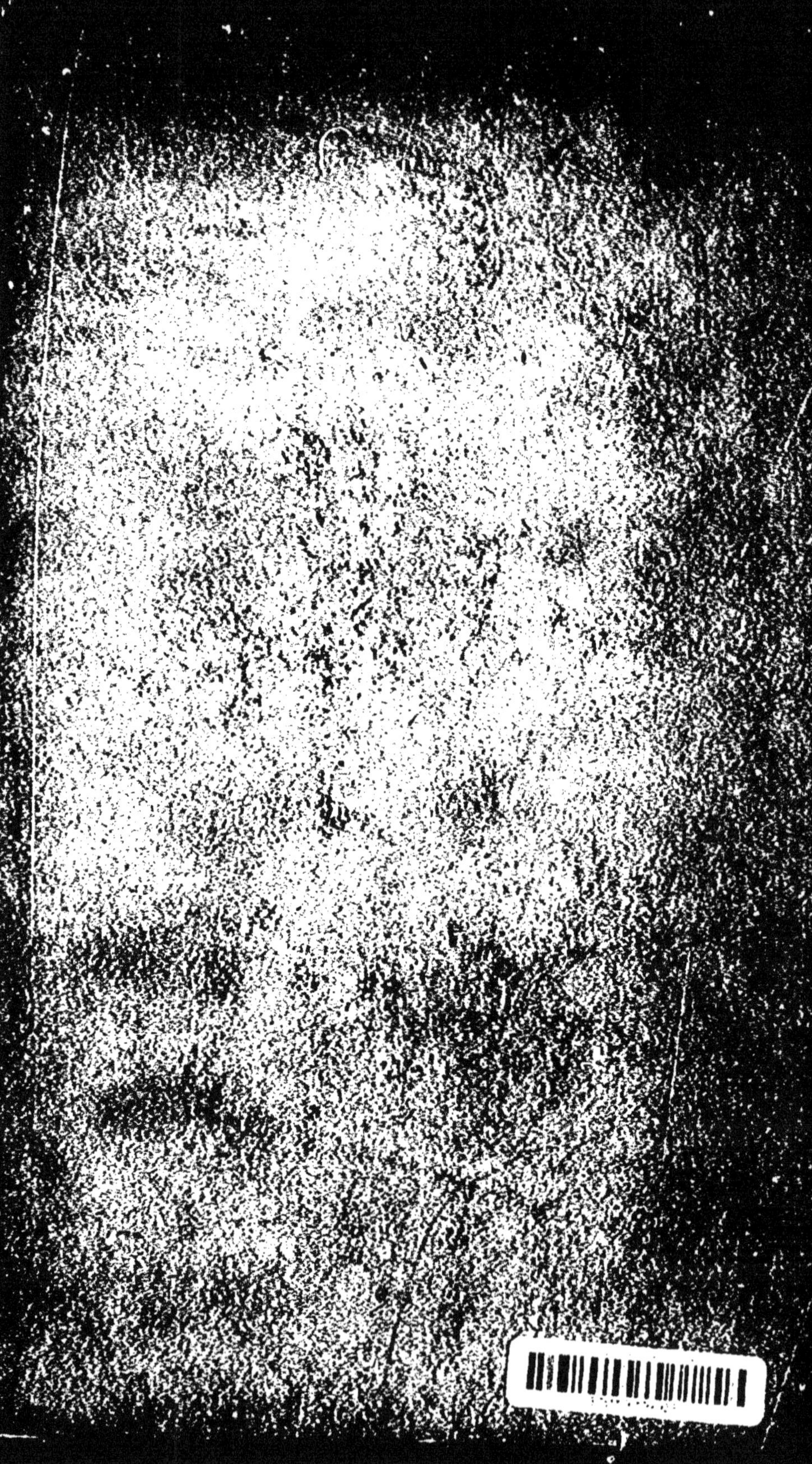